CONTRIBUTION A L'ÉTUDE

DU TRAITEMENT

DE LA

PULPE DENTAIRE EXPOSÉE

PAR

CLAUDE REBOULET

Docteur en médecine.

Chirurgien-Dentiste diplômé de l'École Dentaire de Genève

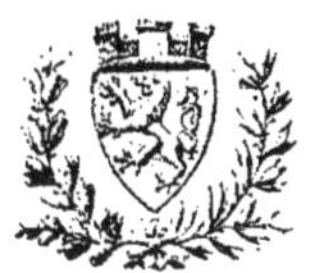

LYON

A. REY, IMPRIMEUR DE LA FACULTÉ DE MÉDECINE

4, RUE GENTIL, 4

—

1895

CONTRIBUTION A L'ÉTUDE

DU TRAITEMENT

DE LA

PULPE DENTAIRE EXPOSÉE

CONTRIBUTION A L'ÉTUDE

DU TRAITEMENT

DE LA

PULPE DENTAIRE EXPOSÉE

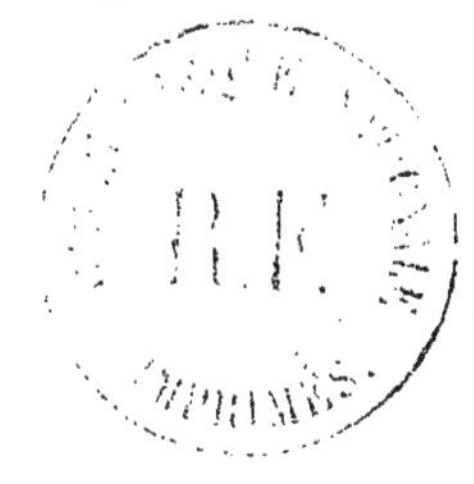

PAR

CLAUDE REBOULET

Docteur en médecine.

Chirurgien-Dentiste diplômé de l'École Dentaire de Genéve

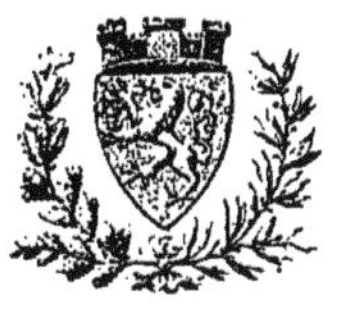

LYON

A. REY, IMPRIMEUR DE LA FACULTÉ DE MÉDECINE

4, RUE GENTIL, 4

1895

INTRODUCTION

Dans le cours de nos études médicales et surtout pendant le séjour que nous avons fait à l'Ecole dentaire de Genève, nous avons eu souvent à examiner des cas d'inflammation soit aiguë, soit chronique de la pulpe. Nous avons été frappé de la grande diversité des traitements proposés pour remédier à cet état ; aussi avons-nous cru bien faire en apportant un peu d'ordre et de méthode dans l'étude raisonnée de ces traitements.

Ce travail nous a été surtout utile à nous-même et nous n'avons pas la prétention d'être original. Nous pensons qu'il vaut mieux profiter de l'expérience de ses devanciers, en nous réservant pour plus tard, lorsque la pratique aura mûri ce que nous avons appris, de chercher à notre tour dans cette spécialité dont le champ est si vaste, quoique déjà bien travaillé.

M. le professeur Augagneur, en acceptant la présidence de notre thèse, nous a fait un grand honneur ; nous le remercions sincèrement des nombreuses marques d'intérêt qu'il nous a données.

Nous avons souvent fait appel à la bienveillance de M. le professeur agrégé Condamin et de M. le Dr Mouisset, médecin des hôpitaux, elle ne nous a jamais été refusée ; nous sommes heureux de leur témoigner toute notre reconnaissance.

Nous n'aurions garde d'oublier nos maîtres de l'Ecole dentaire de Genève.

C'est M. le professeur E. Métral qui nous a inspiré le sujet de ce travail. C'est aidé par ses conseils, c'est grâce à ses observations personnelles et à ses recherches que nous avons écrit les pages suivantes. Nous sommes fier d'avoir été son élève et nous ne saurions trop lui exprimer toute notre gratitude.

M. le professeur Auguste Reverdin et M. le Dr Redard, professeur de clinique à l'Ecole dentaire nous ont aidé, le premier par ses conseils, le second par son enseignement, à nous faire aimer cette branche de la médecine, l'art dentaire. Nous savons, de plus, que nous pouvons compter sur leur amitié ; qu'ils acceptent ici tous nos remerciements pour la bienveillance qu'ils nous ont témoignée.

Merci enfin à nos amis de Lyon, MM. les Drs Michel Chatelus et Camille Tellier qui ont bien voulu nous

seconder dans nos recherches et notre travail de correc-
tion.

On appelle pulpe dentaire exposée, ou exposition de
la pulpe, l'état dans lequel se trouve cet organe quand il
est privé en un point quelconque de son enveloppe protectrice.

Si on ne remédie pas immédiatement à cette manière
d'être, l'inflammation de la pulpe ou pulpite en est la
conséquence.

Nous avions l'intention de prendre chaque cas de pulpite
en particulier et d'examiner l'étiologie, la pathogénie et le
traitement de chacune de ces affections, mais, dans la
pratique, le même traitement peut s'appliquer à un grand
nombre de cas différents et nous avons abandonné notre
première idée.

S'il était besoin de nous justifier d'avoir agi ainsi, nous
répondrions par la citation d'un des plus grands praticiens
anglais [1] :

« Certains auteurs ont jugé à propos de classer et de
consacrer à chacun des états pathologiques de la pulpe
dentaire une section distincte.

« Pour nous, cette manière de faire est plutôt capable de
troubler l'esprit des élèves que de les aider, au moins dans

[1] Alfred Coleman, *Manuel de chirurgie et de pathologie
dentaire.* Traduction du Dr Darin, p. 170.

leur travail pratique; en face d'une dent à traiter, il est probable qu'ils ne songeront jamais à se demander : la pulpe est-elle seulement congestionnée ou en état d'inflammation chronique? C'est, en effet, une question fort difficile à résoudre pour un organe enfermé dans son étui osseux, à moins qu'il ne soit plus ou moins à découvert et alors le traitement se règlera neuf fois sur dix, d'après les apparences que présente la pulpe, soit pour sa conservation, soit pour la destruction. »

Nous adopterons la même manière de voir et après avoir, dans un premier chapitre, rappelé brièvement les quelques notions d'anatomie générale qui nous sont nécessaires et touché légèrement à l'étiologie et la pathogénie des inflammations de la pulpe, nous aborderons directement l'étude des traitements.

Dans trois chapitres nous rappellerons les différentes méthodes qui ont été proposées : Méthode conservatrice, méthode mixte, méthode radicale.

Nous consacrerons un dernier paragraphe au traitement subséquent à l'extirpation de la pulpe et nous tirerons enfin des conclusions de notre travail.

CONTRIBUTION A L'ÉTUDE

DU TRAITÉMENT

DE LA

PULPE DENTAIRE EXPOSÉE

CHAPITRE PREMIER

Anatomie.

Les dents sont formées de trois parties principales : la couronne, le collet et les racines.

Le collet est une ligne fictive qui correspond à l'union des racines avec la couronne et avec la terminaison de la couche d'émail qui recouvre la couronne. Le bord des gencives répond quelquefois au collet, mais c'est loin d'être là une règle absolue. Chaque dent est creusée au centre de sa masse d'une cavité qui reproduit plus ou moins exactement la forme de la dent : c'est ce qu'on a appelé la chambre pulpaire ou cavité pulpaire.

Cette cavité se prolonge dans chaque racine par de petits canaux fins ou larges, droits ou tortueux, auxquels on a donné le nom de canaux dentaires ou plus exactement de canaux pulpaires. L'union du canal pulpaire avec la cavité du même nom se fait, en général, au niveau du collet, quant à l'autre extrémité de ce canal elle aboutit à ce qu'on appelle l'apex de la racine et se termine par un orifice étroit nommé foramen par lequel entrent les nerfs et les vaisseaux. Cet orifice peut être situé à l'extrême limite de la racine, mais on le trouve souvent à une petite distance du sommet.

Les incisives et les canines ont une seule racine, et, par conséquent, un seul conduit pulpaire situé au centre. Il a une forme assez régulière et représente un double cône dont les deux bases seraient réunies au niveau du collet de la dent et dont les deux sommets seraient situés l'un à l'extrémité de la racine, l'autre à la partie supérieure de la dent. La chambre et le canal pulpaires de ces dents sont, en général, assez faciles à explorer à cause de leur dimension et de leur régularité.

Les prémolaires ont une seule racine et par conséquent un seul canal pulpaire ; cette racine pourtant est volumineuse et souvent il est facile d'y reconnaître la trace de deux racines réunies l'une à l'autre. Quelquefois même elles sont distinctes et alors la division de ces racines peut s'effectuer à une distance plus ou moins grande du collet mais ce que l'on rencontre d'une façon presque constante, c'est la bifidité des racines des premières prémolaires supérieures. Dans ce cas, la racine interne est généralement plus volumineuse et possède un canal d'un calibre supérieur à celui de la racine externe. Dans les prémolaires inférieures, on ne rencontre qu'une seule racine et un seul canal pulpaire de dimension relativement grande et assez facile à explorer.

Les molaires supérieures ont trois racines formant une

sorte de trépied, elles ont, par conséquent, trois canaux pulpaires. De ces trois racines, l'interne ou palatine est de beaucoup la plus volumineuse et la plus divergente. Les racines externes ou buccales sont moins grosses et possèdent des canaux souvent impossibles à explorer surtout dans la racine externe et postérieure. La racine antérieure est aplatie et a une grande tendance à la bifidité ; aussi peut-on trouver par exception quatre canaux dans les molaires supérieures.

Les molaires inférieures ont deux racines distinctes : l'une antérieure, l'autre postérieure et deux canaux pulpaires. Ces racines sont larges, volumineuses et aplaties dans le sens antéro-postérieur. On rencontre souvent deux canaux par racine, surtout dans l'antérieure. Dans ce cas, une rainure transversale les réunit généralement à leur partie supérieure.

Quant aux troisièmes molaires ou dents de sagesse, le nombre et la disposition des canaux dentaires sont aussi irréguliers que ceux des racines : c'est par tâtonnement et avec une extrême prudence qu'on procédera dans les soins à donner à ces dents.

Les cavités et les canaux pulpaires changent de volume avec l'âge du sujet. Très volumineux chez l'enfant à cause de la calcification incomplète de la dent, ils atteignent leur volume normal à l'âge adulte pour diminuer pendant la vieillesse.

Cette diminution de calibre dans la dernière période de la vie est due aux dépôts de dentine secondaire qui se font continuellement à la surface de la pulpe et à ses dépens. Il importe de se rappeler que dans le jeune âge le foramen est largement ouvert pour laisser pénétrer les vaisseaux et les nerfs organes nourriciers de la dent, il se rétrécit peu à peu chez l'adulte pour arriver à être à peine perceptible chez le vieillard.

Nous venons d'étudier sommairement la forme de la dent, les cavités pulpaires et les canaux dentaires. Il nous reste à examiner la pulpe contenue dans ces différentes cavités.

La pulpe n'est pas autre chose que la papille ou bulbe dentaire du fœtus qui s'est atrophié progressivement. Elle est contenue d'une manière parfaite et intime dans la cavité pulpaire et on ne peut en aucune façon ouvrir cette dernière sans intéresser la pulpe.

Celle-ci est moulée sur la chambre pulpaire qui, elle-même, a la forme de la dent. Nous distinguerons donc chez elle une partie centrale élargie répondant à la couronne et des prolongements variés correspondant aux racines. La pulpe comme la couronne présente des saillies et des fissures. Ces saillies ont été nommées les cornes de la pulpe et on peut dire qu'il y a autant de cornes que de tubercules. On a signalé cependant quelques anomalies de forme coronaire.

On a remarqué que d'une manière générale la corne de la pulpe qui correspond au tubercule labial des prémolaires supérieures est plus proéminente que celle qui correspond au tubercule lingual. Les cornes correspondant aux tubercules antérieurs des molaires inférieures sont plus proéminentes que celles correspondant aux tubercules postérieurs.

La pulpe vivante est, à l'état normal, rose pâle. D'après Tomes « la pulpe est formée d'une substance fondammentale, muqueuse, gélatineuse, contenant de nombreux éléments cellulaires qui sont surtout abondants à la périphérie ». Sa consistance est assez molle chez l'enfant, puis devient ferme chez l'adulte et le vieillard. Elle subit même quelquefois, chez ce dernier, une calcification complète. Cette calcification peut d'ailleurs s'observer à tout âge dans certains états pathologiques.

Les vaisseaux et les nerfs arrivent en grand nombre dans la pulpe. Les nerfs sont fournis à la mâchoire supérieure par les branches antérieures et postérieures des nerfs maxillaires supérieurs, à la mâchoire inférieure par le nerf dentaire inférieur. Les artères tiennent en haut de la maxillaire interne et en bas de l'artère dentaire inférieure.

D'après Tomes, il y a pour chaque racine un tronc nerveux volumineux et trois ou quatre troncs bien plus petits qui, après avoir suivi une direction parallèle à l'axe de la pulpe et donné quelques branches anastomotiques, viennent former dans la partie renflée un riche plexus au-dessous de la membrane de l'ivoire.

D'après le même auteur les artères pénètrent au nombre de trois ou quatre par le foramen et se divisent en branches d'abord, parallèles à l'axe, puis viennent former par leur terminaison un réseau situé immédiatement au-dessous des cellules de la membrane de l'ivoire.

La membrane de l'ivoire dont nous avons parlé est formée par une couche de cellules cylindriques appelées odontoblastes et disposées dans le sens des rayons allant du centre à la périphérie. Ce sont des éléments piriformes composés d'un noyau central volumineux et d'un protoplasma granuleux. Ces cellules présentent plusieurs prolongements dont les plus importants sont ceux qu'elles envoient dans les canalicules de l'ivoire et dont Tomes a donné une description parfaite.

On n'a pas signalé jusqu'à présent de lymphatiques dans la pulpe dentaire.

Causes et symptômes de l'exposition de la pulpe. — Dans le paragraphe précédent nous avons donné un aperçu général de l'anatomie de la dent et de la pulpe dentaire. Examinons maintenant quelles sont les causes de l'exposition de la pulpe et quels en sont les symptômes principaux.

Nous trouvons d'abord des causes mécaniques : souvent la pulpe exposée à la suite de traumatismes tels que chute, coups, corps durs se trouvant dans les aliments (grains de plomb dans le gibier.) Les fractures des incisives et des canines se rencontrent souvent chez les enfants (balle de caoutchouc, boules de neige, pierres arrivant avec force sur la paroi antérieure de ces dents). La pulpe peut encore être accidentellement découverte dans la préparation des cavités, des points de rétention ou des rainures destinées à retenir les obturations métalliques. On a signalé également la dénudation de la pulpe à la suite de l'enfoncement d'une faible paroi de dentine pendant le remplissage d'un point de rétention et sous l'influence d'une pression exagérée. Cet accident est surtout fréquent dans la préparation des cavités des incisives et des canines inférieures. Le faible volume de ces dents fait que les points d'attache des obturations métalliques est forcément dans le voisinage de la pulpe : de là, peut résulter sa facile exposition.

De même pendant la préparation des cavités des caries consécutives aux érosions (principalement aux érosions en coup d'ongle ou d'Hutchinson), la pulpe peut aussi être découverte.

Après avoir passé en revue les causes mécaniques, examinons les causes pathologiques qui sont de beaucoup les plus nombreuses et les plus importantes.

Occupons-nous de la dénudation de la pulpe par la carie dentaire qui, si elle n'est pas arrêtée dans son évolution poursuit sa marche envahissante jusqu'à la mortification complète de cet organe. Lorsque la carie arrive près de la pulpe, celle-ci se défend et lutte en produisant par irritation un dépôt de dentine secondaire. Ce dépôt a été appelé, par Magitot, « cône de résistance ». Il est bien rare cependant que la protection fournie à la pulpe par ce dépôt soit suffisante pour lutter contre l'action de la carie. En général, la dentine se réduit couche par couche jusqu'à ce que la dernière partie subsistante cède sous la pression ou soit détruite par le processus pathologique.

La marche de la carie est plus ou moins rapide suivant la texture de la dent, l'état général du sujet et les soins d'hygiène donnés à la bouche. L'exposition de la pulpe peut se faire quelquefois sur une seule corne, d'autre fois elle se fait sur la partie située entre deux cornes de la pulpe ; dans les incisives c'est surtout à l'extrémité de la dent plutôt que vers la partie cervicale que nous constatons la dénudation.

La forme et la couleur de la pulpe varient beaucoup suivant l'état dans lequel elle se présente. Nous avons vu plus haut, que la pulpe saine était d'une couleur rose clair. C'est ainsi qu'on l'observe lorsqu'elle a été découverte par action mécanique. Il en est autrement lorsqu'elle a subi des poussées inflammatoires : elle peut alors passer de rose clair au rouge vif dans la pulpite aiguë pour arriver au rouge violacé dans la pulpite chronique, ou même au gris sale, indice d'un commencement de décomposition.

La tuméfaction de l'organe pulpaire accompagne le plus souvent son changement de coloration. La pulpe peut même faire saillie par le pertuis de la chambre pulpaire. Quelquefois, cette hernie devient très volumineuse et peut même remplir la cavité de la carie, ce qui a permis de la confondre avec les végétations gingivales qui sont une forme d'inflammation chronique de la pulpe. La dentine est en général insensible au contact des instruments, mais si l'organe pulpaire est comprimé, le patient accuse une vive douleur. Ces souffrances sont paroxysmales, spontanées ou déterminées par des causes extérieures physiques ou chimiques. A chaque crise l'inflammation progresse et détermine une mortification partielle de l'organe.

Chaque individu réagit d'une façon différente aux impressions nerveuses. Chez certains sujets, la dénudation de la pulpe peut passer inaperçue, tandis que chez d'autres les changements thermiques sont nettement perçus. Dans la production de cette douleur, on doit considérer le siège de la cavité qui protège plus ou moins l'organe contre les influences extérieures. Il est à remarquer que la douleur est généralement mal localisée par le patient. Le praticien doit examiner avec soin et ne pas s'en rapporter aux indications qui lui sont fournies, car souvent les dents incriminées par le malade ne sont pas les vraies coupables.

Ce manque de localisation exacte se comprend facilement si on sait que la douleur s'irradie dans les régions temporales, orbitaires et frontales. Nous rappelons ici que les névralgies faciales reconnaissent souvent pour cause l'inflammation de la pulpe et disparaissent par le traitement rationnel de l'organe malade.

Quoi qu'il en soit, il importe, pour poser un diagnostic sérieux, de procéder au nettoyage complet de la cavité et à son exploration, au moyen de sondes de Donaldson, pour s'assurer de l'exposition de la pulpe, car il arrive que l'ouverture qui fait communiquer cet organe avec l'extérieur est très petit, et difficile à découvrir. Cependant, dans la plupart des cas, l'orifice est facilement apparent et la plus légère compression de l'organe pulpaire par l'instrument y détermine une vive douleur qui ne laisse pas de doute sur l'exposition de la pulpe. On doit alors commencer immédiatement le traitement, sous peine de voir bientôt apparaître des phénomènes beaucoup plus graves.

CHAPITRE II

Traitement conservateur

Cette méthode de traitement consiste dans la conservation de l'organe pulpaire en totalité ; en le traitant pour
le ramener à l'état sain, s'il y a lieu, et en restituant la
couche protectrice de dentine détruite accidentellement
ou par la carie.

Autrefois, la cavité de la carie était soigneusement net-
toyée et débarrassée de toutes les substances étrangères
alimentaires ou autres qui recouvraient la surface pulpaire. Puis, comme la pulpe exposée était toujours plus
ou moins irritée et enflammée, on cherchait par des pansements calmants contenant du laudanum, du chloroforme ou de l'essence de girofle, etc., à calmer l'irritation de l'organe. Alors, au moyen de substances
appropriées, on tendait à provoquer, de la part de la
pulpe, la sécrétion d'une paroi de dentine qui fermait
l'orifice de communication existant entre la cavité de la

carie et la chambre pulpaire. On s'est servi de l'alun calciné et du tanin réduits en poudre et portés au moyen d'une boulette de coton que l'on appliquait sur la pulpe. L'acide phénique, soit seul, soit associé à la teinture de benjoin ou de sandaraque était également employé. Mais le médicament qui rencontrait le plus de partisans était le chlorure de zinc dont certains praticiens se servent encore aujourd'hui.

Cependant ce procédé, sans réussir toujours, durait de longs mois avant que la reconstitution d'une paroi de dentine soit suffisante pour permettre une obturation défi - nitive au-dessus d'elle ; aussi quelques auteurs ont-ils proposé de remplacer par une paroi artificielle cette couche de dentine qui était si difficile à obtenir. C'est ce que l'on a appelé le coiffage ou l'encapage de la pulpe, et, c'est cette méthode de traitement que le Dr Cruet a comparé avec raison *au pansement par occlusion* [1].

Le coiffage ou l'encapage de la pulpe consiste donc à remplacer la paroi d'ivoire qui manque à cet organe par une paroi artificielle au-dessus de laquelle on pourra pratiquer une obturation définitive.

Deux cas peuvent se présenter ; ou bien la pulpe exposée est saine ; ou bien elle est enflammée.

Dans le premier cas, il s'agira simplement de remplacer la couche de dentine détruite, tandis que dans le second, cette reconstitution devra être précédée d'un trai-

---

[1] Dr Ludger Cruet, *Des caries dentaires compliquées considérées principalement au point de vue de leur traitement*, Th. de Paris, 1879, p. 32.

tement approprié qui tende à ramener la pulpe à son état normal.

Voyons d'abord quels sont les moyens à notre disposition pour atteindre ce dernier but ; car, ceci fait, nous retombons dans le premier cas qui est celui d'une pulpe saine découverte. Disons tout d'abord qu'il n'est guère possible d'obtenir ce résultat d'une façon parfaite, car l'inflammation a fait subir à la pulpe de profondes modifications qui lui permettent difficilement de revenir à un état sain. De plus, la pulpe qui a subi une première irritation est sujette à des récidives fréquentes ; cependant, certains auteurs prétendent obtenir des résultats excellents par l'usage de différentes substances.

Les agents thérapeutiques dont on s'est servi dans ces cas, peuvent être divisés en trois classes :

1° Agents analgésiques ;

2° Agents antiseptiques ;

3° Agents caustiques.

Parmi les premiers, on peut citer les sels de morphine, l'essence de girofle, l'eugénol, le menthol, etc. Ces corps sont surtout employés pour calmer les grandes douleurs qui accompagnent l'exposition de la pulpe.

Voici une excellente formule :

Acétate de morphine.	0 gr. 30
Essence de clou de girofle . . .	3 gr. 75

L'eugénol recommandé par certains auteurs est de l'essence de clous de girofle rectifiée.

Voici une formule dans laquelle il rentre :

Chlorhydrate de cocaïne. . . .	0 gr. 25
— de morphine . . .	0 gr. 25

Acide benzoïque	9 gr.
Eugénol	3 gr.
Alcool absolu	30 gr.

Le menthol, le chloral, le camphre ont également été employés.

Voici quelques formules :

Camphre	
Hydrate de chloral	ââ 5 parties.
Chlorh. de cocaïne	1 partie.

(Gsell-Fels).

Ou bien :

Menthol.	
Hydrate de chloral	ââ 10 gr.
Camphre	

Ou bien :

Menthol.	0 gr. 30
Essence de clou de girofle . . .	3 gr. 75

(Viau).

Les substances antiseptiques employées soit en poudres, soit en solutions, sont les suivantes : le bichlorure de mercure et le bi-iodure de mercure, l'acide salicylique, l'acide phénique, l'acide thymique, la résorcine, etc.

Les solutions de ces composés sont :

Le bichlorure de mercure au 1/1500, le bi-iodure de mercure au 1/20.000, l'acide salicylique à 1 0/0, l'acide thymique à 3 0/0, la résorcine à 4 0/0.

Parmi les caustiques employés, nous pouvons citer le chlorure de zinc, l'arsenic, le nitrate d'argent, l'acide azotique et l'acide chlorydrique.

Mais de tous ces agents, c'est la créosote qui a été le plus en faveur.

Voici quelques formules dans la composition desquelles rentre ce dernier corps.

Créosote. . . . . VI gouttes
Teinture d'iode . . . . . . 3 gr. 50
Solution d'acétate de plomb. . . 3 gr. 50
Chloroforme . . . . 15 gr.
Teinture d'opium. . . . . . 15 gr.
(Dental World).

Ou bien :

Chloroforme . . . . ⎞
Laudanum . . . . ⎬ ââ 2 gr.
Créosote. . . . . . . ⎠
Teinture de benjoin épaisse. . . 6 gr.
(Liqueur de Magitot).

Autre formule :

Créosote. . . . . 30 gr.
Camphre . . . . 1 gr. 20
(White).

Les pansements chargés de ces médicaments doivent être portés dans la chambre pulpaire et changés tous les deux jours ou tous les jours si c'est possible. Lorsqu'on s'est assuré que l'irritation de la pulpe est calmée et que l'organe a retrouvé son aspect normal, on peut procéder à l'encapage dont nous allons faire l'étude maintenant.

Les qualités requises par une substance pour assurer un coiffage parfait de la pulpe dentaire sont assez nombreuses.

1° Absence de conductibilité thermique et galvanique.
— Nous avons vu plus haut que la pulpe est un organe
d'une très grande vitalité, et qu'elle réagit d'une manière
excessive à tous les changements de température qui se
produisent dans la bouche. La substance qui est en contact
avec elle doit donc être absolument dépourvue de conductibilité de la chaleur, car les variations de température
amèneraient des accès de pulpite très douloureux et déter-
mineraient la formation de nodules de dentine secondaire
rendant l'extirpation de la pulpe excessivement difficile,
lorsqu'on est obligé d'en arriver là.

Ce sont aussi ces nodules de dentine secondaire qui ont
fait dire de la pulpe qu'elle était ossifiée.

Il ne faut pas choisir non plus des substances conductrices
de l'électricité qui occasionneraient sur la pulpe les mêmes
effets que la chaleur.

On sait en effet que des pièces de prothèse composées
de deux métaux différents ont pu, au moyen des liquides
acides de la bouche, développer des courants électriques
enregistrés tout récemment par des galvanomètres.

*2° Facilité d'application de la substance en contact
direct avec la pulpe sans laisser aucun espace vide.* —
La substance qui est placée sur la pulpe exposée doit
s'adapter parfaitement à cet organe et ne laisser au-
dessous d'elle aucun vacuum. S'il en était autrement, il
pourrait se produire dans cet espace des épanchements de
petite quantité soit de lymphe, soit de sérum, qui ne pou-
vant se donner issue au dehors ni se résorber, détermi-
neraient à la longue une irritation qui compromettrait le
bon état de l'organe.

3° *Possibilité d'insertion sans qu'il soit nécessaire d'avoir recours à une pression quelconque.* — La cavité contenant la pulpe dont on veut faire l'encapage, doit être soigneusement préparée de façon à permettre la mise en place et le maintien de la coiffe sans produire de com-pression. En effet, si la pulpe était comprimée en un point quelconque, il y aurait tendance à la dilatation des vais-seaux et par suite à l'inflammation. Mais nous avons vu que la pulpe remplissait exactement la chambre pulpaire et qu'il ne lui était possible en aucune façon de subir des changements dans son volume. La dilatation des vais-seaux qui ne pourra pas se produire à la suite de la com-pression déterminera une irritation des filets nerveux et une congestion intense de l'organe dont la conséquence immédiate sera une douleur vive.

4° *Asepsie complète de la substance.* — Cette recom-mandation n'est pas superflue, car la plupart des insuc-cès obtenus par les opérateurs qui pratiquent l'encapage sont probablement dus au manque d'asepsie de la substance qu'ils emploient pour coiffer la pulpe.

5° *Absence d'effet pathologique, soit caustique soit irritant.* — Un caustique appliqué sur la pulpe amène la formation d'une escarre dont le tissu sain tend à se débarrasser par inflammation réactive. Nous avons vu que l'on recommandait autrefois l'emploi de certains médica-ments pour favoriser le dépôt de dentine secondaire que l'on croyait devoir se former à la suite de l'irritation pro-duite par la substance employée. Il est bien certain que la formation d'une couche de dentine secondaire sur une pulpe saine constitue le meilleur encapage que l'on puisse trouver ; mais souvent l'irritation favorise la production de nodules de dentine à l'intérieur de l'organe qui déterminent des compressions nerveuses, cause 'de douleurs lancinantes très intenses et source de beaucoup d'ennuis.

6° *Résistance suffisante pour permettre une obturation définitive.* — Une dent dont la pulpe a été coiffée doit être obturée ; plus que dans les autres cas, l'obturation doit être parfaite et reposer sur des bases résistantes.

Telles sont résumées d'une manière succincte les qualités que doivent réunir les substances destinées au coiffage des pulpes. Ces qualités sont assez nombreuses et assez difficiles à obtenir d'une façon complète ; aussi n'est-on pas étonné lorsqu'on considère la très grande variété de matières proposées pour l'encapage. Nous les diviserons en substances inertes et substances actives.

1° Substances inertes. — Elles ont pour but de protéger la pulpe contre toute compression et toute action physique ou chimique venue de l'extérieur sans exercer aucune modification sur l'organe pulpaire.

Nous leur distinguerons trois origines différentes : *végétale, animale, minérale.*

Parmi les substances d'origine végétale nous pouvons citer : le papier, le carton, la mousseline, l'amadou, le coton, le taffetas, le sparadrap, le caoutchouc, le liège, la gutta-percha.

Les substances d'origine animale comprennent : la corne, l'ivoire, la soie, la dentine taillée dans une dent extraite, le parchemin, la colle de poisson, la membrane de la coque des œufs de poule.

Les substances d'origine minérale sont l'or, le platine, l'étain, le plomb, l'amiante, le mica, le plâtre, l'oxyde de zinc et le collodion.

2° Substances actives. — Elles servent non seulement à protéger la pulpe, mais encore à la guérir et calmer l'irritation que cet organe a subie.

Dans cette section rentrent la plupart des substances inertes imprégnées de certains médicaments capables d'exercer une action thérapeutique sur la pulpe.

Les principaux sont : l'essence de girofle, l'acide phénique, l'acide thymique, le sublimé, la créosote, l'iodoforme, etc.

Passons rapidement en revue quelques-unes de ces substances.

On a employé le papier seul, le papier huilé ou imbibé de différents médicaments. La mousseline fut trempée d'abord dans l'esprit de camphre, puis dans la créosote. Plus tard, elle servit de véhicule au tanin, à des résines et à des baumes différents.

La ouate imprégnée de thymol et d'acide phénique ou d'une goutte de collodion fut recommandée par John et Charles Tomes [1].

Mais, parmi toutes ces substances, les unes n'étaient pas aseptiques, les autres étaient trop irritantes et aucune

---

[1] Tomes (John et Charles), *Traité de chirurgie dentaire.* Traduction du Dr Darin, Paris, 1873.

ne présentait la résistance suffisante pour permettre d'établir une obturation définitive au-dessus d'elle.

Plus tard on eut recours au liège que l'on découpait en planchettes excessivement minces.

Le liège est encore recommandé par M. Ducourneau, professeur de clinique à l'école Odontotechnique qui applique sur la pulpe une petite coiffe de liège imbibée de baume de Canada [1].

De très fines lamelles d'ivoire taillées suivant la forme de la cavité furent en usage, mais les plumes d'oie qui les remplacèrent valaient mieux : car elles étaient plus susceptibles de s'adapter exactement à la forme de la cavité. Les plumes d'oie peuvent même en combinaison avec certaines substances rendre de grands services.

L'amadou fut ensuite proposé. Ce corps n'était pas conducteur, mais était très absorbant. On a dû en rejeter l'emploi ; car son application n'était pas très facile et sa trop grande facilité d'absorption devenait un inconvénient.

On a eu recours après à l'or en plaques et à l'or en feuilles plusieurs fois replié sur lui-même. Mais l'étain, en raison de sa moins grande conductibilité le remplaça rapidement. Le plomb a eu de nombreux partisans ; on se servit pendant quelque temps du plomb en feuilles ; mais on l'abandonna pour s'en tenir aux plaquettes épaisses.

On a utilisé la porosité de l'or cristallisé en l'imprégnant de substances médicamenteuses.

Aujourd'hui, on se sert de coiffes métalliques de

[1] Traitement de la carie du 3ᵉ degré, par M. Ducourneau, *Odontologie*, avril, 1894, p. 150.

formes variées et composées de métaux différents (aluminium, platine, alliage dentaire.)

Les plus communes sont celles de Weston. Ces coiffes métalliques, employées seules, laissent un vide entre elles et la pulpe, et pour ce motif, ne doivent pas être utilisées ainsi ; mais unies à des substances, soit inertes, soit actives, elles rendent de très grands services.

On peut se servir de gutta percha dissoute dans le chloroforme. Au moyen d'un pinceau trempé dans cette solution, on badigeonne le fond de la chambre pulpaire. Le chloroforme s'évapore lentement et laisse sur la pulpe un dépôt de gutta-percha dont on peut augmenter plus ou moins l'épaisseur.

Le collodion mélangé à l'acide phénique doit être laissé de côté, car il a une trop grande tendance à la rétraction.

Le plâtre ou sulfate de chaux est une des meilleures substances employées. Le plâtre en effet est inerte, il n'est pas conducteur de la chaleur et n'est ni caustique ni irritant. Il est de plus alcalin, d'une manipulation très facile et peut prendre une consistance suffisante pour permettre une obturation définitive. Il est préférable de se servir pour le gâcher d'eau distillée ou contenant du sublimé dans la proportion de 1/1500.

L'iodoforme mélangé à l'alcool ou au chloroforme a été recommandé, mais après l'évaporation des deux substances liquides, l'iodoforme se retrouve à son état normal, c'est-à-dire de poudre poreuse sans aucune consistance.

Witzel recommande la préparation suivante :

Iodoforme	0 gr. 5
Oxyde de zinc	5 gr.

On mélange cette poudre avec :

Essence de girofle	1 gr.
Vaseline liquide	5 gr.

M. le professeur E. Métral recommande l'emploi de la poudre de Witzel mélangée avec de l'eucalyptol. Voici deux autres formules proposées par Witzell pour l'encapage.

Iodoforme	1 gr.
Acide phénique	0 gr. 50
Camphre	0 gr. 10
Ether.	10 gr.

Ou bien :

Bichlorure de mercure . . .	ââ 15 gr.
Calomel	
Acide phénique	25 gr.
Chlorhydrate de morphine . . .	5 gr.
Oxyde de zinc.	ââ 10 gr.
Craie préparée	
Glycérine pure	ââ q. s.
Essence de menthe	pour faire une pâte.

On peut encore se servir du collodion iodoformé de M. Lehr, dont la formule est :

Collodion pharmaceutique . . .	30 gr.
Huile de ricin	3 gr.
Créosote de hêtre	V gouttes.

On mélange cette préparation avec l'iodoforme et on l'applique sur la pulpe en plusieurs couches différentes.

M. L. Jack [1] remplit la concavité d'une coiffe de platine

---

[1] *Américan System of Dentistry*. Livre II, Article « Conservative treatment of the pulp. »

avec un mélange d'oxyde de zinc, de créosote et d'huile de girofle. Il applique cette coiffe sur la pulpe, laisse sécher et recouvre le tout d'une obturation à l'oxychlorure ou à l'oxyphosphate de zinc.

Quelques auteurs mettent simplement sur la partie dénudée de la pulpe une combinaison d'oxyde de zinc et de créosote en consistance crêmeuse. Ils laissent sécher et obturent sans mettre de coiffes métalliques.

Une matière qui se rapproche beaucoup du plâtre comme qualité est l'oxysulfate de zinc qui durcit très rapidement et n'est altérable en aucune façon. Il existe actuellement une pâte appelée : *ciment non irritant de Weston*, qui n'est probablement pas autre chose que cette dernière substance.

Quant au ciment actuel, il ne doit pas être mis en contact direct avec la pulpe à cause de l'acide pyrophosphorique qu'il contient et qui est très irritant.

Enfin en 1873, le Dr Cravens d'Indianapolis, a proposé comme moyen d'encapage des pulpes, le lactophosphate de chaux.

On voit par ce rapide exposé l'embarras que peut éprouver le praticien dans le choix d'une bonne substance d'encapage.

Pour les raisons que nous avons énumérées plus haut, le plâtre nous pra ît présenter plus d'avantages et nous allons expliquer en peu de mots comment on doit se comporter en présence d'une pulpe dentaire mise à nu accidentellement ou par la carie.

Si dans la dénudation de la pulpe, il se produit une hémorragie, on peut l'arrêter assez facilement par des injections d'eau tiède mélangée à un liquide antiseptique.

On emploiera, le lysol à 1 pour 100, l'eau boriquée à 4 pour 100, l'acide phénique à 3 pour 100, le sublimé à 1/2000, le bi-iodure de mercure à 1/20000.

Une préparation dont on se trouvera très bien dans le cas d'hémorragie pulpaire est la suivante :

> Acide thymique . . . . 0 gr. 5
> Alcool . . . . 20 gr.
> Eau . . . . 40 gr.
> (Dubois).

On s'en sert en badigeonnage dans le fond de la cavité.

Une fois l'hémorragie arrêtée, la cavité doit être préparée d'une façon très soigneuse. On enlève complètement toutes les parties cariées, en évitant toutefois de blesser à nouveau la pulpe et de la faire saigner. On fera alors une rainure circulaire autour de la chambre pulpaire avec une fraise très fine montée sur le tour dentaire. Cette rainure permettra d'insérer la cape métallique et la maintiendra parfaitement en place. Il est important de se rappeler que la forme de la cavité doit avoir été préparée de telle façon que la cape métallique puisse s'appuyer sur d'autres parties que celles où la pulpe est exposée. On ne se servira que d'instruments parfaitement propres et passés à l'étuve. On fera alors des lavages antiseptiques qui enlèveront tous les débris de la carie qui pourraient venir souiller la surface pulpaire.

Ceci fait, comme on doit éviter qu'aucun liquide de la bouche ne vienne toucher la partie qui doit être encapée, il est absolument nécessaire de travailler à sec. Le meilleur moyen pour atteindre ce but est d'appliquer la digue en caoutchouc toutes les fois que cela sera possible. La digue en place, la cavité doit être séchée au moyen du coton, du papier japonais et de l'air chaud. En dernier lieu, on pourra passer très légèrement un dernier morceau de papier japonais sur la pulpe même pour absorber l'exsudation superficielle qui a pu se produire, et alors seulement l'opération de l'encapage peut être commencée et faite avec chances de succès.

On ne doit cependant pas perdre de vue qu'il faut agir très rapidement de façon à laisser la pulpe soumise le moins longtemps possible aux influences extérieures.

La cavité préparée, la substance d'encapage doit être appliquée immédiatement et cela sans aucune compression, nous ne saurions trop le répéter.

Si la pulpe est exposée sur une grande étendue, on peut badigeonner le fond de la cavité avec de la gutta-percha dissoute dans le chloroforme ; on en mettra plusieurs couches, et, après avoir laissé sécher, on appliquera sur la pulpe la cape métallique remplie de plâtre liquide.

On pourra également employer à la place du plâtre l'oxysulfate de zinc ou le ciment non irritant de Weston.

Une fois la matière d'encapage durcie et si l'opération a été conduite entièrement suivant les règles que nous venons d'énoncer, on pourra recouvrir immédiatement l'encapage d'une obturation définitive; mais il est préférable de recourir à une obturation provisoire pour pouvoir désobturer facilement si une complication venait à se produire.

Si la pulpe dentaire a subi une inflammation profonde, il est excessivement difficile de ramener cet organe à son état normal. De plus, les récidives sont très fréquentes, aussi croyons-nous que l'encapage doit être réservé pres-que uniquement pour les expositions de pulpe par cause mécanique.

Dans tous les cas, le malade à qui on aura encapé une pulpe doit être surveillé de très près ; de telle façon que si des douleurs arrivent, on puisse désobturer la dent et remplacer le traitement conservateur par l'une des deux méthodes qu'il nous reste à étudier : le traitement mixte et le traitement radical.

CHAPITRE III

Traitement mixte.

Quelques auteurs ont proposé dans ces dernières années un traitement qui n'est ni conservateur ni radical. C'est ce que l'on pourrait appeler un traitement mixte.

Le premier dont nous parlerons est celui du Dr Witzell, de Essen [1].

Dans son ouvrage, le Dr Witzell décrit une manière toute spéciale de traitement des pulpes exposées et non seulement des pulpes saines, mais encore de celles qui ont subi une certaine dégénérescence.

Sa méthode consiste dans l'amputation de la partie de la pulpe contenue dans la chambre pulpaire et dans l'obturation de cette cavité en respectant d'une façon absolue les extrémités radiculaires.

L'amputation de la pulpe doit être précédée d'une pré -

---

[1] Dr Witzell, *Compendium der Pathologie und Therapie der Pulpa krankeiten des Zahnes.*

paration complète de la cavité de la dent. C'est-à-dire que
la carie doit être enlevée d'un façon parfaite et l'ouverture
de la chambre pulpaire entièrement dégagée. La digue
en caoutchouc sera mise en place dès le commencement de
la préparation de la cavité pour empêcher l'entrée de la
salive et l'apport de germes infectieux. Les instruments
que l'on emploie doivent être aussi aseptiques que possible
et l'opération ne sera commencée que lorsque la cavité aura
été soigneusement détergée de tous les débris de carie,
lavée avec une solution antiseptique et séchée.

Ces préparatifs achevés, on choisit une fraise ronde ou
ovale à grosses serrations que l'on adapte au tour den-
dentaire.

Cette fraise doit être très tranchante et absolument
de la même grosseur que la cavité. Elle doit être d'une
propreté absolue et trempée dans une solution antiseptique. On actionne le tour dentaire soit avec le pied, soit
au moyen du moteur électrique et on enfonce la fraise à
une profondeur suffisante pour mettre à nu les extrémités
radiculaires et amputer d'une manière complète les parties comprises dans la chambre pulpaire. On comprendra
facilement que, si on prenait une fraise moins grande que
la cavité, toute la pulpe ne serait pas sectionnée, et que
les parties externes resteraient adhérentes à la chambre
pulpaire, ce qui plus tard amènerait des complications.

Cette opération est excessivement douloureuse, car le
D\ Witzell ne la fait pas précéder de cautérisation préalable
de l'organe ; aussi la main qui conduit la fraise doit-elle
être ferme et sûre ; car si l'opération ne réussit pas du
premier coup, on peut être certain que le patient ne laissera pas recommencer le praticien.

La pulpe amputée, les prolongements radiculaires donnent lieu à une légère hémorragie, mais ne sont nulle-- ment sensibles à l'eau froide. On badigeonnera les extré-- mités de ces prolongements radiculaires avec de l'iodo- forme trempé dans de l'éther, et on peut procéder à leur encapage. Cette opération se fait au moyen d'un ciment iodoformé dont Witzell donne la formule suivante :

Iodoforme . . . . 0 gr. 05

Oxyde de zinc . . . . 5 gr.

Essence de girofle. . . . . . 1 gr.

Vaseline liquide . . . . . . 5 gr.

On porte cette petite pâte iodoformée au fond de la chambre pulpaire et on recouvre avec une petite cape métallique (aluminium) qui s'adapte parfaitement à la cavité.

Le Dr Witzell recommande beaucoup l'emploi de sa méthode qui possède de grands avantages et peut être très utile pour les molaires.

Il dit que, dans le traitement radical dont nous parle- rons plus loin, jamais on n'arrive à enlever d'une façon complète tous les débris pulpaires et que, s'il est possible de laisser de petites quantités de pulpe dans une dent obturée, on peut de même en laisser de grandes quantités sans aucun inconvénient. Mais en partant de ce principe, nous arrivons au traitement conservateur qui, comme nous l'avons vu dans le chapitre précédent, ne donne pas toujours une réussite parfaite.

D'après Witzell, ces débris de pulpe se rétractent et jouent le rôle de matières obturatrices mieux que n'im- porte quelle autre substance.

En résumé, c'est une opération très douloureuse, et dont les résultats ne sont pas constants.

Il existe aussi un second traitement proposé par le Dr Herbst, de Brême, et dont un de ses élèves a donné tout dernièrement une description parfaite [1]. Cette méthode est préférable à la précédente, quoiqu'elle soit basée sur les mêmes principes.

Pour supprimer la douleur produite par l'opération de Witzell, Herbst applique sur la pulpe exposée un caustique composé d'oxyde de cobalt et de cocaïne. Il ne parle nulle part de l'arsenic, mais si on fait des expériences en vue de rechercher ce corps, on constate que toujours on trouve des traces d'arsenic. C'est l'opinion de M. le Dr Cunningham, de Cambridge [2], du Dr Kirk [3] et de M. le professeur E. Métral.

Herbst applique cet arséniure de cobalt en pâte avec l'acide phénique ou la créosote, ou bien il l'emploie à sec en le portant au moyen d'une boulette de coton sur la partie qu'il veut cautériser. Il laisse un jour l'action du caustique se faire pour que la cautérisation ne soit pas poussée trop loin et après avoir, de même que dans le procédé de Witzell, placé la digue en caoutchouc, il déterge soigneusement la cavité, la lave avec une solution antiseptique et la sèche. Il choisit de même que Witzell une fraise

---

[1] Dr Fritz Holtbuer, *Herbstsche Neuerungen für die zahnärztliche Praxis*, Leipzig, 1895, p. 3.

[2] *Odontologie*, septembre, 1893, p. 424.

[3] *Odontologie*, novembre, 1893.

à grosses serrations et ampute rapidement la pulpe en évitant de la lacérer. La douleur est nulle ou du moins très bien supportée ; la cavité est détergée au moyen d'un coton trempé dans une solution antiseptique et les parois de la cavité sont alors nettes et régulières. Ceci fait, Herbst prend de l'étain en feuilles qu'il froisse et dont il fait une boulette ; puis au moyen d'un brunissoir, il tasse soigneusement cet étain dans le fond de la cavité et le brunit sans comprimer les extrémités radiculaires. L'étain est destiné à fermer hermétiquement l'entrée des canaux pulpaires et exerce en même temps une action thérapeutique très marquée sur les tissus dentaires. Herbst fait une obturation sur l'étain et la pulpe dentaire qui est restée dans les canaux se déssèche, se momifie en quelque sorte et ne donne lieu à aucune suppuration si l'opération a été pra - tiquée d'une façon parfaitement aseptique.

Encore plus que pour les dents obturées, d'après les autres procédés, la dent antagoniste ne doit pas venir toucher la dent traitée ; car il se produit souvent de petites poussées de périostite qui cèdent en général assez facilement à l'application sur la gencive d'un mélange de teinture d'iode et d'aconit. L'opération réussira d'autant plus qu'on se sera entouré des soins les plus minutieux.

Herbst a substitué l'or en feuilles à l'étain, ce qui n'est qu'une légère modification de la méthode primitive. Cet auteur conseille pour déterger la cavité l'emploi du peroxyde d'hydrogène ; mais ce corps est d'une préparation très difficile et il est préférable de se servir des sels de mercure que l'on se procure très facilement et qui don - nent les mêmes résultats.

M. le professeur E. Métral modifie la méthode de Herbst

en ce sens qu'il ne place pas directement l'étain sur les prolongements radiculaires. Il applique de la pâte iodoformée sur les canaux, de manière que l'étain ne soit pas en contact direct avec la pulpe.

Quoiqu'il en soit, la méthode de Herbst peut rendre de grands services dans les cavités de grosses molaires où l'extirpation totale de la pulpe serait trop longue et trop douloureuse; mais on ne doit pas perdre de vue que, si des complications surviennent, le traitement mixte doit être remplacé par le traitement radical, dont nous allons nous occuper maintenant.

CHAPITRE IV

Traitement radical.

Ce traitement est le moyen certain d'éviter le retour de la douleur. Il consiste dans l'ablation aussi complète que possible de tout débris pulpaire, et peut se faire de deux façons, ou bien immédiatement, ou bien après cautérisation de la pulpe.

1° Extirpation immédiate.

Cette opération s'exécute en enlevant d'un seul coup et d'une manière rapide la totalité de la pulpe. On ne doit la mettre en pratique que dans les cas où la pulpe est d'accès facile, dans les dents uniradiculaires incisives et canines, très rarement sur les prémolaires et jamais sur les molaires. Dans les fractures des dents antérieures, où il est quelquefois impossible d'appliquer un pansement caustique, ce procédé est le seul qu'on puisse mettre en pratique. Chez les personnes nerveuses et de sensibilité exagérée, le praticien doit redouter les complications qui surviennent souvent, provoquées par la violente douleur.

Cette opération s'exécute au moyen d'instruments appelés tire-nerfs, ils peuvent être de différentes sortes ; parmi les plus employés, nous citerons :

a) L'extracteur barbelé de White, formé d'une tige d'acier flexible dont les dents sont toutes situées du même côté et à angle aigu sur la tige comme les barbes d'une plume. On l'entre aussi profondément que possible dans le canal radiculaire, sans cependant forcer en aucune façon ; puis on imprime à l'instrument un mouvement de rotation, ce qui détache la pulpe, l'enroule autour du tire-nerf et permet ainsi de l'extraire facilement.

b) Le tire-nerf de Donaldson est un des plus employés, il peut être long ou court : il est monté sur un manche en bois et ses arêtes sont placées en pas de vis. On introduit la pointe de l'instrument dans la pulpe et l'on pénètre en tournant jusqu'au sommet de la racine. Cet instrument est très rigide et moins susceptible de se casser que le précédent.

Il existe encore un autre Donaldson qui est lisse dans toute sa longueur, mais son extrémité est munie d'un crochet très petit et très aigu. On l'entre jusqu'à l'apex de la racine, puis arrivé à cet endroit on fait faire deux tours à l'instrument. De cette façon on sectionne d'un seul coup la pulpe qu'on peut alors facilement retirer.

c) Les tire-nerfs d'Yvory sont formés d'un fil d'acier tordu en spirale et allant en diminuant d'épaisseur pour se terminer par une pointe effilée. Ils agissent à la manière du tire-bouchon. Pour employer cet instrument on introduit la pointe à l'entrée du canal et on lui imprime un mouvement de rotation. Il pénètre ainsi jusqu'à l'apex et enroule la pulpe dans ses spires. C'est le tire-nerf qu'on emploie de préférence dans les canaux d'accès facile.

On a proposé également d'extraire la pulpe au moyen de fils d'acier provenant de cordes de piano amincies et aplaties à leur extrémité supérieure. Ces tire-nerfs s'emploient montés sur un mandrin fixé au tour dentaire. Leur grande flexibilité leur permet de subir des courbes assez fortes sans se briser. Au moyen d'un coup de pédale brusque on imprime plusieurs tours à l'instrument, ce qui sectionne la pulpe et permet d'en faire l'extraction. Ce procédé, tout en étant d'un manuel opératoire plus compliqué, ne donne pas de meilleurs résultats que les précédents.

Quel que soit l'instrument auquel nous donnions la préférence, la douleur infligée au patient est toujours très considérable. C'est pourquoi certains praticiens ont eu recours à l'anesthésie générale pour l'extraction de la pulpe, dans certains cas spéciaux, sur des sujets d'une sensibilité exagérée ou chez lesquels on craignait de réveiller des manifestations d'un état morbide général (épilepsie, hystérie).

2° Extirpation précédée de la cautérisation de la pulpe.

L'idée première de détruire la pulpe par les caustiques est très ancienne. Ambroise Paré en faisait mention.

En 1777, Hunter dit qu'il faut détruire la pulpe avec l'acide sulfurique, nitrique ou muriatique. Tomes[1] cite le passage suivant, publié par Ruspini, en 1797 :

« Quand la carie apparaît, il faut l'ouvrir de main de maître jusqu'à la plus grande profondeur. On peut en agissant ainsi découvrir la corde de la dent ; l'opération sera douloureuse, mais il n'en faut pas moins la détruire, soit à l'aide d'un instrument, soit avec le cautère actuel, ou une liqueur caustique.

« On doit apporter beaucoup d'attention à cette opération, car si on ne détruisait pas ladite corde d'une manière complète, mais qu'on ne fît que la piquer, de vraies rages de dents en seraient la conséquence aussi bien que l'inflammation, et il serait indispensable d'enlever la dent. »

Il proposait donc déjà le cautère actuel, un instrument contondant quelconque ou une liqueur caustique.

Avant de passer à l'étude détaillée des escarotiques proposés pour détruire la pulpe, rappelons les admirables règles générales formulées par Tomes[2] pour le choix des escarotiques et pour leur application :

« 1° Il ne faut pas songer à employer les escarotiques quand on soupçonne une maladie de la membrane péridentaire ;

« 2° Ne pas appliquer plus de caustique qu'il n'est nécessaire pour l'effet à obtenir ;

« 3° Ne pas laisser le caustique agir au delà du temps indispensable pour obtenir la destruction du corps de la pulpe.

[1] Tomes, *loc. cit.*, p. 370.

[2] Tomes, *loc. cit.*, p. 377.

« 4° N'appliquer des escarotiques sur une dent dont on veut détruire la pulpe qu'autant que la racine est pleinement développée, et que l'ouverture de l'extrémité de cette racine est réduite à son diamètre définitif. »

Passons à l'examen des différents caustiques proposés pour la cautérisation de la pulpe.

Il y a une cinquantaine d'années, on se servait du cautère ordinaire ou du cautère potentiel (soude, potasse).

Mais ces deux derniers corps, à cause de leur grande solubilité peuvent fuser au voisinage de la dent et produire des désordres graves du côté de la gencive, des joues et du larynx.

Le cautère dont se servaient les praticiens d'alors consistait en une tige métallique mince, chauffée au rouge, et plongée, éteinte pour ainsi dire, au milieu de la pulpe. On trouve encore aujourd'hui des malades qui se souviennent avoir eu des dents traitées ainsi. Mais c'est une opération très douloureuse ; car la tige, à cause de sa minceur, se refroidit très rapidement, avant même qu'elle soit arrivée au contact de la pulpe.

Aujourd'hui, lorsqu'on veut employer le feu, on se sert du cautère électrique formé d'une anse galvanique à fil très fin et dont la haute température est incessamment entretenue par le passage du courant électrique. Ce procédé a sur le précédent l'avantage d'être plus rapide et moins douloureux, plus rapide en ce sens qu'une seule application suffit, et moins douloureux en raison de sa haute température.

On a employé le nitrate d'argent, mais son action est trop superficielle et n'est pas suffisante pour cautériser la totalité de la pulpe. De plus, ce corps colore les dents en noir.

Le chlorure de zinc a un grand nombre de partisans ; on s'en sert en chirurgie sous le nom de pâte de Canquoin pour détruire les végétations de toute nature. Il produit sur la pulpe une escarre blanche, dure et sèche ; mais son action est trop limitée et les tissus sous-jacents conservent leur vitalité. L'application de ce caustique est aussi très douloureuse et ses inconvénients dépassent de beaucoup ses avantages.

L'acide chromique, de même, a été rejeté comme d'un emploi trop difficile et trop douloureux. Il colore, de plus, les dents en jaune.

On s'est encore servi des acides azotique, phénique et thymique. L'acide phénique est encore utilisé dans la cautérisation de la pulpe des dents de lait.

L'oxyde de cobalt, recommandé par certains auteurs dans ces dernières années, est de l'arsenic métallique pulvérisé qui, dans le commerce, porte le nom de kobolt, cobalt à mouches, arsenic noir[1].

La créosote a été employée également pour mortifier la pulpe : son action n'est pas douloureuse, mais est beaucoup trop faible. Les pansements doivent être renouvelés plusieurs fois pour cautériser d'une manière complète la pulpe dentaire.

Cependant, la créosote a encore son utilité dans les dents de lait et dans les dents récemment sorties dont la racine n'est pas encore complètement calcifiée. L'arsenic doit être rejeté dans ces cas-là ou manié avec une très

---

[1] *Odontologie*, juillet 1892.

grande prudence, car il peut dépasser l'apex de la racine et provoquer de la périostite.

Nous venons de voir que tous les moyens que nous avons proposés pour détruire la vitalité de la pulpe sont ou bien d'une application très douloureuse ou bien infidèles et souvent très nuisibles aux autres tissus des dents. Au contraire, les composés oxygénés de l'arsenic, auxquels on doit ajouter l'arséniure de cobalt, employés judicieusement et corrigés par des adjuvants appropriés sont d'une utilité incontestable et à peu près les seuls usités aujourd'hui.

Acide arsénieux. — C'est l'agent destructeur de la pulpe par excellence.

L'arsenic fut introduit pour la première fois dans la pratique dentaire par le Dr John Spooner de Montréal en 1835. Au début, il fut combattu à outrance, personne ne voulait en entendre parler, mais peu à peu il entra dans la pratique journalière du plus grand nombre des praticiens.

Arkovi en Hongrie s'est occupé beaucoup de la question et le Dr Combe a publié en 1879 une thèse remarquable sur le sujet [1] ; mais le travail le plus complet qui ait été fait est celui du Dr Foster Flagg, professeur à l'Ecole dentaire de Philadelphie.

Avant de passer à l'étude détaillée de ce corps, examinons quel est son mode d'action sur les tissus vivants en général et sur la pulpe en particulier.

On a discuté longtemps pour savoir de quelle manière

[1] A. Combe, *De l'acide arsénieux*, dans ses applications à la thérapeutique de la carie dentaire, th. de Paris, 1879.

agissait l'acide arsénieux et de quelle façon il exerçait son pouvoir caustique. « Décomposait-il la pulpe en lui soustrayant un de ses éléments chimiques, comme l'acide sulfurique ou l'acide chromique? Agissait-il comme stupéfiant, sans être absorbé par les éléments de la pulpe? Son action se confinait-elle à l'endroit de contact seulement, ou allait-elle jusque dans la profondeur des canaux pulpaires? La quantité employée pour détruire la pulpe était-elle indifférente [1]? » Voilà ce dont nous allons nous occuper; mais, auparavant nous ne pouvons passer sous silence la description magistrale du mode d'action de l'acide arsénieux de M. le professeur Gubler [2]. « Appliqué sur les tissus vivants, l'acide arsénieux produit des effets locaux dont le dernier terme est l'escarification, suivie d'inflammation éliminatrice, les premiers degrés se caractérisant par de l'irritation avec douleur, chaleur et fluxion sanguine. Mais cette irritation et cette mortification ne sont pas le fait d'une simple action chimique comparable à celle du chlore qui s'empare de l'hydrogène des organes, de la potasse qui les transforme en savon, de l'acide nitrique qui les oxyde ou bien, par son pouvoir électro-négatif, détermine la formation de composés basiques avec lesquels il peut se combiner. Non, l'arsenic, après avoir imprégné les éléments histologiques, respecte leur structure; seulement, il s'oppose à l'échange de matériaux qui constituent l'essence de la nutrition et provoque consécutivement l'inflammation ulcérative, qui sépare le vif d'avec la partie mortifiée.

[1] Cruet, *loc. cit.*, p. 44.

[2] Gubler, *Commentaires thérapeutiques du Codex*, 1874, p. 434.

« Ce mode d'action est analogue à celui du tartre stibié
et de la cantharide. De telles substances n'agissent pas sur
le cadavre. Pour que leurs effets demeurent sensibles, il
faut la réaction des organes vivants. C'est autre chose
pour les caustiques chimiques qui détruisent aussi bien les
tissus morts que ceux actuellement doués de vie.

« Si l'arsenic agit en arrêtant les actes vitaux, on
conçoit que ses effets escarotiques seront d'autant plus
prononcés que la vitalité sera moindre dans les parties
exposées à sa puissance. Il produit en effet des désordres
plus profonds et plus rapides dans les tissus exsangues
que dans ceux où une circulation active entraîne incessamment le poison, dans les épigénèses condamnées à périr
prématurément, que dans les parties normales ayant droit
de domicile et naturellement vivaces. C'est ainsi que l'arsenic poursuit au loin les subdivisions d'une masse can-
céreuse en respectant les cloisons de l'organe primitif dans
les interstices duquel cette production morbide s'est développée, tandis que le caustique sulfurique, par exemple,
détruit circonférentiellement tout ce qui se présente sur
son passage comme ferait le fer rouge.

« La moindre résistance du produit accidentel relativement aux tissus normaux, vis-à-vis du métalloïde,
s'explique par la vitalité et la longévité moindres des éléments histologiques morbides ainsi que par la moindre
vascularité de leur assemblage. L'arsenic n'est donc pas ce
caustique intelligent qu'on pourrait croire, et qui, sachant
épargner les parties saines, s'en irait à la recherche de
la production nuisible jusque dans les profondeurs des
régions affectées ; c'est un agent aveugle comme les
autres qui se diffuse indifféremment dans toute la sub-

stance environnante, mais dont l'action, n'étant pas assez brutale pour être inévitable, varie selon qu'il rencontre dans son chemin des tissus plus ou moins résistants et des conditions plus ou moins favorables à la réalisation de ses effets. Dans une masse de cellules naturellement caduques, telles que celles de l'encéphaloïde, il anéantit subitement les actes vitaux, tandis que, dans un tissu abondamment pourvu de capillaires sanguins, l'arsenic, rapidement emporté par la circulation, n'a pas le temps de s'accumuler en quantité suffisante pour frapper de mort les éléments histologiques qui, d'ailleurs, mieux nourris, résistent davantage à la destruction.

« En définitive, l'escarre produite par l'arsenic est une sorte de momification plus voisine de l'état asphyxique de la substance cérébrale, au début du ramollissement par oblitération artérielle, qu'elle ne l'est de la masse informe et anhiste laissée par la potasse ou par un caustique chimique d'une égale violence. »

Le Dr Foster Flagg a fait, en 1868, des expériences très concluantes sur des grenouilles.

Voici le résumé de ses observations.

« Après une heure environ d'application d'acide arsénieux sur la patte d'une grenouille, il se produit une augmentation très notable de la circulation capillaire, d'où résultent de la congestion et de l'inflammation.

« Au bout de quatre à six heures, il y a rougeur, gonflement et douleur ; cet état ne peut se terminer que par résolution ou par suppuration et mortification de la partie infectée. Si, à ce moment, on enlève le médicament et qu'on pratique un traitement antiphlogistique (eau froide, repos, etc.), les parties reviendront à leur état normal, et la santé de l'animal n'en souffrira pas. L'acide arsénieux est donc un irritant vital et comme tel affecte la circulation. Il serait de plus prouvé que, jusqu'au moment où il cause la mortalité moléculaire, il peut être comparé à des irritants tels que les cantharides et la moutarde. De plus, les grenouilles empoisonnées avec une certaine quantité d'acide arsénieux ne subissent pas la moindre putréfaction quoiqu'elles aient été placées dans une chambre chaude. Ceci démontre bien l'action anti-putride de ce corps. »

La pulpe dentaire, en présence de l'acide arsénieux doit éprouver la même action que les autres tissus vivants. Elle ne subit aucune décomposition et la plupart de ses carac_tères histologiques sont conservés.

L'acide arsénieux amène dans les petits vaisseaux de la pulpe un afflux sanguin qui les dilate et provoque de la congestion. Cette période est caractérisée par une douleur sourde, lancinante et souvent accompagnée de battements très douloureux. Puis survient l'inflammation qui, d'après Gubler, « s'oppose à l'échange de matériaux qui constitue la nutrition », et d'où résulte une poussée ulcérative qui sépare les tissus vivants d'avec les parties mortifiées. La douleur qui accompagne cette mortification est en général assez vive, mais dépend de l'état antérieur de la pulpe sur laquelle on applique le pansement arsenical. Si la pulpe a été largement mise à découvert par la carie, la réaction inflammatoire peut se produire librement et les douleurs sont nulles ou du moins très faibles ; mais chez les sujets où l'exposition est limitée à une de ses cornes, l'inflammation est considérable, l'acide arsénieux vient encore l'augmenter et la pulpe dentaire à l'étroit dans ses parois ne peut que faire hernie dans l'endroit où elle est exposée et donne lieu à des douleurs très vives qui peuvent durer de six à douze heures et même davantage.

Nous devons nous expliquer sur un mode d'action spécial de l'acide arsénieux dans la production de la périostite (périodontite, arthrite alvéolo-dentaire) et qui a fait rejeter ce médicament par beaucoup de praticiens.

Quelquefois après l'application d'un pansement arsenical, la dent traitée peut devenir sensible au choc et à la pression. C'est là l'indice d'une inflammation périostale.

Voici l'explication qu'en donne M. le Dr Cruet [1] : « L'arsenic appliqué sur la pulpe a pour premier effet de congestionner ses vaisseaux, puis bientôt d'arrêter complètement la circulation ; nous savons, d'ailleurs, que les vaisseaux du périoste viennent en grande partie des vaisseaux de la pulpe, au moment où ceux-ci pénètrent dans le canal dentaire. La circulation cessant brusquement dans ces derniers, la circulation collatérale se fait d'une façon bien plus active dans les premiers ; d'où congestion, pour ainsi dire, inévitable, et d'autant plus, d'ailleurs, que l'action du caustique aura été plus rapide et que la circulation des vaisseaux de la pulpe aura été entravée dans une plus grande étendue. »

Pour M. Cruet, la production de la périostite serait donc due à la congestion du périoste, congestion qui suit immédiatement celle de la pulpe dentaire.

M. le Dr Combe rejette la théorie de M. le Dr Cruet [2].

« L'explication toute naturelle de cette périostite se

---

[1] Cruet, *loc. cit.*, p. 48.
[2] Combe, *loc. cit.*, p. 49.

trouve dans l'irritation produite par l'arsenic entraîné à la suite du pansement. Il est d'ailleurs d'observation que les périostites des dents inférieures sont beaucoup plus fréquentes que celles des dents supérieures. »

Nous n'acceptons ni l'une ni l'autre de ces deux manières de voir.

La légère périostite qui suit l'application d'un pansement arsenical est due à l'action du médicament qui mortifie peu à peu l'organe pulpaire, et en arrivant à l'apex de la racine, détermine une inflammation éliminatrice qui tend à séparer le tissu vivant d'avec les parties mortifiées.

La pulpe ne doit pas être extirpée à ce moment-là, car le traumatisme ne peut qu'aggraver la réaction inflammatoire qui se produit et augmenter la périostite. On doit attendre que la mortification de l'organe soit complète, et la légère sensibilité du périoste cède, en général, à l'application des révulsifs sur la gencive.

Quelquefois, la mortification est suivie du ratatinement de la pulpe ; mais c'est l'exception. En général, après que l'escarre est formée, il y a désorganisation, liquéfaction des tissus et dégagement de gaz.

Mode d'emploi de l'acide arsénieux. — On s'en est servi à l'état pur ou associé à des liquides ou à des sels.

MM. Magitot, Tomes et Combe sont partisans de la première méthode, c'est-à-dire emploient l'acide arsénieux à sec, sous l'état opaque ou porcelainé et réduit en poudre très fine par la porphyrisation. Mais la seconde méthode qui consiste à mélanger le caustique avec divers agents, dans le but d'atténuer la douleur, possède aussi de grands avantages.

Quelques praticiens unissent l'acide arsénieux à la créosote, l'acide phénique et aux différents sels de morphine. Mais on a démontré que ces corps amènent la formation d'une escarre dure et sèche qui contrarie l'action de l'acide arsénieux.

La formule la plus employée était la suivante :

        Acide arsénieux . . .   I grain = 0 gr. 06
        Acétate de morphine   . X grains = 0 gr. 60
        Créosote . . . . . .   V gouttes.

Voici une autre formule :

        Chlorhydrate de morphine . . .   0 gr. 50
        Acide arsénieux . . . .   1 gr.
        Acide phénique   . .   q. s. pour faire une pâte.
                                        (Harris).

Ou bien.

        Acide arsénieux porphyrisé   . ⎫ ââ 2 gr.
        Chlorhydrate de morphine.   . ⎬
        Mucilage de gomme adragante.   q. s. pour faire une pâte
                                        (Viau).

Pour M. Andrieux « le sulfate et le chlorhydrate de morphine ne feraient qu'atténuer mécaniquement l'action caustique, comme le ferait un corps inerte, le charbon par exemple ».

Cet auteur a expérimenté l'action du sulfate et du chlorhydrate de morphine appliqués seuls sur une pulpe et a pu constater que bien loin d'amener la sédation des douleurs pulpaires, ces corps les exaspéraient.

C'est aussi l'opinion de M. Magitot : « Dans nos observations, l'effet douloureux de l'acide arsénieux était toujours le même avec ou sans addition de morphine. »

Si la douleur est diminuée, c'est aux dépens de la cautérisation qui est retardée.

M. le professeur Miller, de Berlin, mélange l'acide arsénieux avec l'essence de girofle et le thymol qui est antiseptique.

Acide arsénieux . . . . . . } ââ parties égales
Thymol . . . . }
Essence de girofle . . q. s. pour faire une pâte.

(Miller).

Il dit aussi qu'on ferait bien d'ajouter de la glycérine à la préparation, parce que le thymol, se séparant en partie sous forme cristalline, oblige à triturer souvent la pâte.

M. Dubois a employé certains constricteurs vasculaires pour calmer les douleurs produites par la dilatation inflammatoire des petits vaisseaux. Après avoir essayé l'atropine qui réussissait très bien, il l'a abandonnée à cause de ses dangers, pour la remplacer par l'alcaloïde de la fève de Calabar, l'éserine, dont la toxicité est moins grande.

M. Dubois [1] remplace de même l'acide arsénieux par l'acide arsénique. La solubilité de ce dernier corps le ferait pénétrer d'une manière plus intime dans la profondeur du tissu et aiderait à une désorganisation plus rapide et plus complète de la pulpe dentaire.

Voici la formule que cet auteur donne :

Acide arsénique . . . . 0 gr. 5
Eserine . . . . 0 gr. 2
Chlorhydrate de cocaïne. . . . 0 gr. 2
Chloroforme . . . . . q. s. pour faire une pâte.

[1] Dubois, *Aide-mémoire du chirurgien dentiste*, 1re partie, Paris, 1889, p. 115.

Nous avons retrouvé cependant du même auteur [1] une formule dans laquelle l'acide arsénique est remplacé par l'acide arsénieux ; la voici :

Acide arsénieux . . . . 0 gr. 3
Eserine . . . . 0 gr. 1
Chlorhydrate de cocaïne. . . . 0 gr. 1
Oxyde de zinc . . . . 1 gr.
Glycérine . . . . 0 gr. 5
Chloroforme. . . . q. s. pour faire une pâte.

On a mélangé encore l'acide arsénieux à différents corps.

Voici quelques formules :

Poudre de charb. de bois de peupl. 10 gr.
Acide arsénieux . . . . . . 3 gr.
Chlorhydrate de morphine . . . 0 gr. 50

Cette poudre doit être préparée au moment de s'en servir et réduite en pâte au moyen de :

Créosote. . . . . } ââ parties égales.
Essence de girofle . . . . }

(Kuhn).

Ou bien :

Acide arsénieux . . . . . . 1 gr. 20
Chlorhydrate de cocaïne. . . . 1 gr. 20
Menthol . . . . 0 gr. 30

(Kirken).

Ou bien :

Acide arsénieux porphyrisé . }
Acide phénique cristallisé . . } ââ parties égales.
Chlorhydrate de cocaïne . . }

(Fanton).

[1] *Odontologie*, octobre 1893.

Enfin, M. le Dr Harlan [1] applique sur la pulpe pendant quarante-huit heures une mixture composée d'arsenic, d'iodoforme et de cocaïne. Puis il nettoie la cavité avec du fer dyalisé qui corrige l'influence de l'arsenic en formant un composé insoluble. Cet auteur laisse pendant huit jours dans la chambre pulpaire une solution alcoolique de tanin. Au bout de ce temps, la pulpe est prête à être extirpée.

Nous avons essayé plusieurs de ces procédés ; mais c'est à la composition d'arséniure de cobalt et de cocaïne que nous donnons la préférence.

Application du pansement arsenical. — La dentine ramollie et les débris alimentaires qui recouvrent la pulpe doivent être enlevés soigneusement. La cavité est alors détergée, séchée, et le point d'exposition de la pulpe doit être parfaitement découvert.

Quelle que soit la forme du pansement, on ne doit pas dépasser la dose de 2 milligrammes d'acide arsénieux.

La méthode proposée par Magitot ou méthode dite du bouchon est une des meilleures [2]. Elle consiste à renverser la bouteille contenant l'acide arsénieux, de cette façon, il reste sur le bouchon quelques petites parcelles de caustique qui sont prises par le coton imbibé préalablement d'acide phénique.

M. Andrieux préfère la glycérine à l'acide phénique sous prétexte que ce dernier agent coagule l'albumine à la surface de la pulpe et empêche l'action de l'escarotique.

Coleman, une fois la pulpe bien exposée, applique douce-

---

[1] *Journal of British Dental Association*, 1892.
[2] *Traité de la carie des dents*, Magitot, 1872, p. 196.

ment sur elle un petit disque de carte imbibé d'acide phénique et chargé à sa face pulpaire de 3 à 4 milligrammes d'acide arsénieux pur. Il obture ensuite avec soin la cavité avec un peu de cire ramollie à la chaleur.

Un point sur lequel on doit porter toute son attention est d'éviter la compression. Le pansement arsenical ne doit pas être forcé dans la cavité ; il vaut mieux faire plusieurs boulettes de coton chargées d'acide arsénieux que l'on met autour du point exposé et recouvrir le tout d'un dernier coton formant pont ou couvercle. On peut de même appliquer par-dessus l'acide arsénieux une petite coiffe métallique, concave, résistante et capable de s'opposer à toute pression sur la face pulpaire.

Enfin le pansement arsenical est recouvert d'un coton chargé d'une teinture résineuse quelconque (teinture de sandaraque, de benjoin, etc.) ou, ce qui est mieux encore, la cavité sera fermée d'une façon parfaite par une obturation à la gutta-percha.

Durée du pansement arsenical. — L'âge du sujet, le volume de la pulpe, l'étendue de la partie dénudée et surtout l'état antérieur de la pulpe ont un effet marqué sur la rapidité d'absorption de la pâte arsenicale.

L'action de l'arsenic est absolument individuelle. Chez quelques personnes, l'effet est complet au bout de huit heures; chez d'autres il faut des jours et des semaines. D'une manière générale, vingt-quatre heures sont suffisantes ; mais c'est loin d'être là une règle absolue, et il vaut mieux procéder à l'extirpation de la pulpe lorsqu'elle est bien cautérisée que lorsqu'elle est hyperesthésiée.

On juge de la durée du pansement arsenical d'après la texture des dents. Dans les dents uni-radiculaires à texture faible, on laissera le pansement peu de temps en place. Dans les dents petites et courtes, dont les canaux sont très étroits, la mortification de la pulpe est lente ; dans les grosses molaires, elle est assez rapide. La cautérisation est donc en rapport avec le volume de la dent. Les canaux palatins sont plus vite cautérisés que les canaux buccaux ; les canaux postérieurs que les antérieurs et les canaux des incisives centrales que ceux des incisives latérales.

S'il se forme une escarre dans le cours de l'opération et que l'on retrouve de la sensibilité au-dessous de cette escarre, on doit l'enlever et appliquer un second pansement arsenical.

Dangers de l'acide arsénieux. — Les observations de Foster Flagg prouvent que les pansements arsenicaux peuvent rester très longtemps en place sans que la mortification dépasse l'apex de la racine. Dans un cas cité par cet auteur, le pansement est resté en place un an et trois jours, temps après lequel la dent fut traitée avec succès. L'acide arsénieux n'est dangereux que dans les dents où le foramen est largement ouvert par suite de la calcification incomplète de l'organe ou dans les dents de lait.

L'arsenic ne devient redoutable que dans les cas où il sort de la cavité et où il vient fuser vers la gencive. C'est surtout dans les cavités proximales que cet accident est à redouter. Si la cavité de la carie s'étend jusqu'au-dessous de la gencive, un coton trempé soit dans la créosote, soit dans l'acide phénique doit être placé dans l'interstice des deux dents. Non seulement ce coton empêche la sortie du pansement arsenical, mais encore il écarte les dents et amène la formation d'une escarre sur la gencive qui retarde l'action de l'arsenic s'il venait à s'échapper. Ce caustique en outre est insoluble dans la créosote et l'acide phénique. Si malgré tous ces moyens, l'arsenic fuse en dehors de la cavité, les tissus mous sont attaqués, les bords alvéolaires sont mis à nu, on pourra même avoir élimination d'un séquestre. Si cet accident se produit, il faut déterger les tissus attaqués, les aviver et les toucher au thermo-cautère.

Enfin, le pansement arsenical peut être avalé. Dans ce cas, cette ingestion donne lieu à peu d'accidents si la dose d'acide arsénieux n'a pas dépassé 2 milligrammes ; mais il n'en est pas de même si la cautérisation a été obtenue au moyen de ces préparations vendues sous le nom de « pâtes à tuer le nerf » et dans lesquelles rentrent des doses trop fortes d'acide arsénieux.

Voici les deux observations que cite le Dr Combe [1].

OBSERVATION I

Ingestion dans l'estomac d'un pansement arsenical appliqué à une carie d'une molaire inférieure. Phénomènes d'em-poisonnement. Guérison.

Le Dr Massola de Chambéry a lu à la Société médicale de cette ville l'observation suivante :

« Une dame va chez un dentiste pour se faire soigner une dent cariée ; le praticien met dans la dent pour en détruire la pulpe un tampon de coton trempé dans la pâte caustique arsenicale, connue sous le nom de pâte américaine.

[1] Combe, *loc. cit.*, p. 47.

« La cliente non prévenue sur les suites de cette application n'y prit garde et avala en mangeant le tampon.

« Aussitôt, elle se trouva dans un état très grave. M. Massola appelé, constata des selles riziformes, des vomissements multiples, des crampes violentes à l'épigastre, en un mot, tous les symptômes de la cholérine moins la cyanose, mais instruit sur la visite chez le dentiste, il examine la bouche et trouve une escarre sur la gencive contiguë à la dernière molaire cariée...

« Il soupçonne l'ingestion du pansement, s'assure du fait et institue un traitement *ad hoc*. »

Les suites de cet empoisonnement furent ainsi entravées (Société médicale de Chambéry).

OBSERVATION II

Ingestion dans l'estomac, d'un pansement arsenical. Phénomènes graves d'empoisonnement. Guérison. — (Communiquée à M. le Dr Magitot par le Dr Château.)

Je donnais des soins à un jeune abbé qui faisait une station à la Bourboule. Il était en traitement depuis cinq ou six jours et prenait chaque jour un bain et un verre et demi d'eau minérale de la Bourboule en trois fois. Il absorbait donc environ 6 milligrammes d'arséniate de soude par jour. La tolérance s'était parfaitement établie chez lui et le traitement se faisait sans encombre ni dégoût. C'était la seconde année qu'il venait à la Bourboule et l'année précédente la tolérance avait été parfaite chez lui.

Or, le cinquième ou le sixième jour de sa seconde saison, il fut pris d'une crise de dents épouvantable.

La maîtresse de l'hôtel où il logeait et qui croyait avoir quelques connaissances sur l'art dentaire (son fils était apprenti mécanicien chez un dentiste) lui fit un pansement avec une poudre blanche qui probablement était de l'acide arsénieux, quoiqu'elle ne voulût pas l'avouer.

Au milieu de la nuit, l'abbé fut pris de coliques formidables, avec crampes d'estomac, défaillances, évacuations alvines liquides verdâtres considérables et vomissements de même nature.

Le malade était vivement effrayé; les premiers soins lui furent donnés par un confrère qui habitait le même hôtel que lui, et vers 4 heures du matin, sur la demande du confrère, on crut devoir m'envoyer chercher.

J'instituai un traitement *ad hoc*. D'abord un vomitif, puis du protoxyde de fer, et l'abstention du traitement arsenical pendant quelques jours.

Le malade guérit de cette intoxication, et quatre jours après, je repris le traitement par les eaux de la Bourboule.

Nos eaux arsenicales n'amenèrent aucune crise naturelle d'intoxication, ce qui prouve bien que ces accidents étaient dus seulement au pansement de la dent par la poudre employée.

L'année suivante, le malade revint à la Bourboule faire une troisième cure, et comme la première année il n'eut aucun accident d'intoxication.

L'acide arsénieux, manié avec prudence, reste donc l'agent par excellence pour détruire la vitalité de la pulpe.

CHAPITRE V

Traitement subséquent à l'extirpation
de la pulpe.

La cautérisation de la pulpe achevée, la chambre pulpaire doit être ouverte au moyen du tour dentaire, et la pulpe extirpée d une manière aussi complète que possible en se servant des tire-nerfs dont nous avons parlé plus haut.

La cavité de la chambre et des canaux radiculaires étant destinée à être obturée d'une façon permanente, on doit préalablement leur faire subir un traitement qui empêchera tout produit septique de passer à travers le foramen, et d'aller ainsi léser le périoste alvéolo-dentaire.

Ce traitement sera bien différent suivant la manière dont aura agi le caustique et suivant l'état dans lequel se trouvait l'organe pulpaire avant sa cautérisation et son extirpation.

1° La pulpe a été complètement escarifiée et extraite

en totalité sans douleur. — La mortification de la pulpe s'est arrêtée à l'apex et il ne reste plus aucun débris ni dans la chambre pulpaire ni dans les canaux radiculaires.

Il faut toujours attendre que l'inflammation réactive qui suit l'extirpation de l'organe pulpaire ait disparu ; et l'on doit éviter qu'aucune substance septique ne s'introduise dans les canaux radiculaires ; car le périoste pourrait en pâtir. Les racines doivent donc être obturées d'une manière provisoire avec des substances appropriées ; celle dont on s'est servi le plus souvent est la créosote qui non seulement est antiseptique, mais qui cautérise encore les débris pulpaires qui auraient pu échapper à l'action de l'acide arsénieux. Mais la créosote coagule la lymphe qui arrive par le foramen, et cette lymphe en se durcissant forme une sorte de bouchon qui obstrue l'extrémité de la racine. Ce bouchon est destiné à se résorber et cela ne s'accomplit pas sans qu'il y ait un peu d'inflammation ; c'est pourquoi il vaut mieux remplacer la créosote par une autre substance.

L'iodoforme qui lui a été préféré est porté dans les canaux au moyen de mèches imbibées d'alcool ou de glycérine. On s'est servi aussi du sublimé à 2 pour 500 de l'acide phénique à 8 0/0, de l'eucalyptol, de l'essence de cannelle, de l'eugénol, etc. Lorsqu'on soupçonne qu'il reste quelques débris pulpaires ; on peut employer l'iodoforme mélangé à la créosote ou de préférence au gaïacol qui achève la cautérisation des derniers vertiges de la pulpe.

Pour faire ces pansements, on se mettra à l'abri de l'humidité, c'est-à-dire qu'on appliquera la digue toutes les fois qu'il sera possible de le faire. On séchera d'une manière parfaite la cavité avec du coton ou du papier japonais. Des mèches de coton sec enroulées autour de Donaldson ou de petits équarissoirs d'horlogers seront passées dans les canaux ; puis les cotons seront trempés dans l'alcool absolu. Un peu d'air chaud injecté dans la chambre pulpaire au moyen de la poire à air fera évaporer l'alcool et assurera la dessiccation complète des parties destinées à être obturées. Des pansements à l'iodoforme seront laissés en place pendant trois ou quatre jours et la cavité sera fermée au moyen de la gutta-percha pour la mettre à l'abri de l'humidité. Quand le malade revient, la digue mise, on enlève la gutta-percha et les cotons. Si ces derniers ne présentent pas d'odeur, on peut procéder à l'obturation immédiate ; mais pour plus de sûreté on doit laisser encore pendant quelques jours des cotons stérilisés secs qui doivent être sortis absolument sans odeur.

2° *La cautérisation de la pulpe n'a pas été complète.* — Si la partie profonde de la pulpe n'a pas été détruite, il se produit souvent au moment de l'extirpation une légère hémorragie. On peut l'arrêter avec de l'eau tiède phéniquée. Si ce moyen ne réussit pas, on peut mettre dans les canaux des petits cotons imbibés d'une solution de perchlorure de fer. On les laisse en place dix minutes et en général l'hémorragie s'arrête. Lorsque les parties pulpaires qui restent dans les canaux sont très sensibles, il faut refaire un pansement d'acide arsénieux, ou avoir recours à la créosote ou au gaïacol. Si on a affaire à des dents récemment sorties et dont on croit le foramen trop largement ouvert, on doit préférer à l'arsenic la créosote, le gaïacol ou l'acide phénique à 95 pour 100, de peur de voir survenir des lésions du périoste. Après une ou deux applications de ces médicaments, il y aura cicatrisation complète des débris pulpaires qu'on pourra retirer au moyen des tire-nerfs de Donaldson, munis d'un crochet à leur extrémité, ou bien au moyen des instruments d'Harrington. On doit éviter surtout de provoquer de la périostite traumatique et on aura recours aux mêmes pansements que dans le premier cas.

Si les racines sont tortueuses, il est très difficile de retirer les débris pulpaires ; on peut alors avoir recours à l'élargissement des canaux, mais c'est une opération difficile et très dangereuse, et plutôt que d'aller faire une fausse route et d'aller léser le périoste, il vaut mieux laisser ces débris se résorber, ce qui s'accomplit en général sans inconvénient.

3° L'extirpation de la pulpe n'a pas eu besoin d'être précédée de la cautérisation, car l'organe pulpaire est déjà mort, désorganisé ou même quelquefois en complète dégénérescence. — Dans la plupart des cas, les symptômes d'infection se reconnaissent aisément et les complications provenant de cet état peuvent être de différente nature.

Le traitement des dents à pulpe morte doit être surtout antiseptique pour lutter contre les micro-organismes de la bouche. Il est bien évident qu'on n'arrivera à un résultat certain que si l'on joint à l'emploi des antiseptiques un mode opératoire très habile.

Qnelques auteurs ont cru pouvoir désinfecter les canaux radiculaires en pratiquant un traitement antiseptique à l'entrée de la chambre pulpaire, mais les insuccès leur ont bien vite fait abandonner cette manière de procéder, car les microbes pathogènes se trouvent non seulement dans la chambre et les canaux pulpaires, mais encore dans les canalicules de la dentine. On doit enlever dans la chambre pulpaire, au moyen des excavateurs ou des curettes, la pulpe désorganisée, et aucune partie en retrait ne doit pouvoir retenir les débris infectés.

Il est souvent difficile de vider les canaux des dents à pulpe détruite et remplis de pus. Il faut nettoyer d'abord l'extrémité du canal et approcher graduellement du sommet; puis quand on porte les médicaments sur des broches, on doit faire agir celles-ci par un mouvement rotatoire et non par un mouvement de va et vient. Cette opération sera exécutée d'une manière très lente et le sommet de la racine ne doit pas être atteint de prime abord de peur de refouler les matières septiques au delà de l'apex.

Quelques auteurs ont proposé de se servir d'une seringue pour retirer les matières septiques des canaux radiculaires. Cette opération ne peut être que superficielle et jamais l'on n'a pu vider les canaux par ce moyen-là.

Tous les antiseptiques connus ont été proposés pour désinfecter les canaux.

Le bichlorure et le biiodure de mercure, l'acide phénique, l'acide salicylique, l'acide benzoïque, l'acide thymique, le sulfate de cuivre, l'essence de girofles, l'eugénol, le chlorure de zinc, la résorcine, l'acide boracique, le chlorure de chaux, l'iodol, la teinture d'iode, l'eau oxygénée, l'eau chloroformée, l'aristol, le formol, le di-iodoforme, l'iodoforme, le boro-borax, le peroxyde d'hydrogène, les composés de sodium et de potassium, l'acide sulfurique, etc., etc.

Examinons quelques-unes de ces substances et la manière dont leurs auteurs les appliquent.

M. Miller, de Berlin, se sert de tablettes contenant chacune

Sublimé	0 gr. 0075
Thymol	0 gr. 0075

Après avoir nettoyé aussi complètement que possible la chambre pulpaire et les canaux radiculaires, il tasse avec un fouloir une de ces tablettes, il couvre ensuite avec une couche d'étain en feuille et fait une obturation provisoire en ciment qu'il remplace plus tard par de l'or ou par un plombage si aucun accident ne survient. M. Andrieux cite dans son ouvrage plusieurs procédés proposés dans ces dernières années. Voici les principaux :

Procédé de Stookwell. — Le canal débarrassé de tou débris pulpaire, la digue est mise en place. On fait une injection de peroxyde d'hydrogène ; on dessèche et on recommence l'injection jusqu'à ce qu'il ne se produise plus d'effervescence. On dessèche de nouveau, on fait une injection de bichlorure de mercure au 1/1000 et on badigeonne les canaux avec de l'iodoforme mélangé à l'eucalyptol.

Procédé d'Abbott. — Le canal nettoyé, on porte à son extrémité une solution de bichlorure de mercure au 2 0/0, puis on tasse à l'entrée des canaux une boulette imprégnée du même médicament par-dessus laquelle on introduit un tampon de cire. On recommence jusqu'à la désinfection complète.

Procédé de Perry. — Le canal nettoyé et séché, on introduit dans les canaux un petit rouleau de papier buvard trempé dans la créosote, puis on recouvre le tout d'un tampon contentif.

Procédé de O. Rogers. — Cet auteur se sert d'un fil rouge ou de l'anse galvano-caustique qu'il fait pénétrer à plusieurs reprises dans les canaux.

Procédé de Davis. — La chambre et les canaux pulpaires sont nettoyés avec de l'eau azotée et traités à différentes reprises par l'eucalyptol. Quand on juge la désinfection complète, on remplace l'eucalyptol par de l'iodoforme mélangé à l'huile de cannelle.

Le *boro-borax* peut remplacer avantageusement le sublimé chez les personnes où l'on peut craindre une intoxication mercurielle.

L'eau oxygénée a été employée comme désinfectant. Elle est absolument inoffensive, sans action chimique sur la structure de la dent et n'irrite pas les tissus de la bouche.

M. E. Balding a proposé [1] comme pansement des canaux un mélange d'eucalyptol et d'iodoforme. Cette composition serait préférable à celle de l'acide phénique avec l'iodoforme parce que l'eucalyptol dissout l'iodoforme et en raison de sa grande volatilité se diffuse dans les espaces laissés libres.

Le Dr J. W. Back propose de traiter les canaux avec

Acide phénique	1 partie.
Essence de cassia	2 parties.
Essence de wintergreen	3 —

Il dit le plus grand bien de cette préparation.

Le *salol iodoformé* liquéfié a été aussi employé.

M. Galippe [2] a proposé le *bétol camphré* mélangé à

[1] *Revue odontologique*, septembre 1894, p. 346.
[2] *Revue odontologique*, juin 1892, p. 248.

l'iodoforme pour retarder sa solidification. Le bétol est un éther du naphtol β, soluble dans l'alcool, l'éther et les huiles volatiles. Il peut être porté sur des mèches de coton et laissé en place jusqu'à désinfection complète.

M. Oscar Amœdo s'est servi dans le traitement des dents à pulpe morte de l'*aristol* comme succédané de l'io - doforme [1].

L'aristol est du dithymol biiodé. C'est une poudre amor- phe, rouge brique, insoluble dans l'eau, soluble dans l'éther et le chloroforme. Ce corps n'a pas la mauvaise odeur de l'iodoforme, n'est pas toxique, est doué d'un pouvoir antiseptique très grand. On l'emploie en solution à 10 pour 100.

Le *phénosalyl* fut introduit comme désinfectant dans la pratique dentaire par M. Ed. Touvet-Fanton [2].

La composition est :

Acide phénique.	9 gr.
Acide salicylique	1 gr.
Acide lactique	2 gr.
Menthol	0 gr. 10
Essence d'eucalyptus	0 gr. 50

Il est très soluble dans l'alcool et dans l'eau chaude. C'est un très bon antiseptique qui ne décolore pas les dents.

Le *di-iodoforme* ou *bi-iodoforme* a été proposé par M. Poinsot [3].

C'est un iodure d'acétylène iodé, d'une couleur jaune

---

[1] *Odontologie*, juin 1891, p. 210.

[2] *Odontologie*, avril 1894.

[3] *Odontologie*, octobre 1894.

pâle et entièrement inodore. Il a toutes les propriétés de l'iodoforme et ne serait pas préférable à celui-là si on parvenait à le désodoriser d'une manière complète.

On s'en sert en pansement dans les canaux mélangé avec le salol.

La formule usité est :

Salol. . . . . 1 gr.
Di-iodoforme . . . . 0 gr. 50

M. de Marion a préconisé l'emploi du *formol* comme antiseptique dentaire [1].

Le formol est l'aldéhyde formique ou formaldéhyde et le premier terme de la série aldéhydique.

Après avoir énuméré les principaux inconvénients des antiseptiques employés jusqu'à ce jour (non-diffusibilité, formation de composés insolubles et non antiseptiques en présence des substances albumineuses et des composés ammoniacaux), M. de Marion s'arrête au formol qui pour lui semble réunir toutes les qualités de l'antiseptique idéal.

Le formol est soluble dans l'eau (10 pour 100), il a une diffusibilité extrême, les matières albumineuses sont sans action sur lui. On se débarrasse facilement des produits ammoniacaux qui s'unissent à lui au moyen de l'eau oxygénée.

M. de Marion nettoie la cavité de la carie, la déterge avec l'eau oxygénée et sèche très soigneusement. Il introduit alors dans les canaux des mèches de coton imbibées de formol en solution à 33 pour 100, il recouvre ces

---

[1] *Odontologie*, janvier 1895, p. 12.

mèches d'un tampon imbibé de la même solution et ferme la cavité au moyen de coton imbibé d'une solution alcoolique résineuse concentrée.

M. de Marion a réuni quarante-deux observations et n'a éprouvé que six insuccès.

Le Dr Schreier, de Vienne, a proposé le *potassium* et le *sodium* pour rendre le contenu ichoreux des canaux radiculaires inoffensif, par sa décomposition chimique.

Après avoir nettoyé la cavité pulpaire et exposé d'une manière parfaite l'orifice du canal, la digue est mise en place. Un tire-nerf, chargé de la préparation de potassium sodium, est alors introduit dans le canal, il se produit un dégagement abondant de matières grasses avec un bruissement de bulles gazeuses. Que s'est-il passé? Les deux métaux alcalins, insérés dans le canal arrivent au contact d'un liquide aqueux et le décomposent avec dégagement de chaleur. L'oxygène se combine avec le potassium et le sodium, l'hydrogène est mis en liberté et la soude et la potasse s'unissent avec les corps gras pour former des savons.

On recommence plusieurs fois de suite la même opération et au bout de peu de temps le contenu du canal sera transformé en une masse solide qui adhère à l'extracteur.

M. Bonnard se sert comme antiseptique de l'*eau chloroformée* en solution à 10 pour 100[1].

Dès le début, on fait des injections nombreuses d'eau chloroformée dans les canaux radiculaires, afin de les débarrasser des parcelles de débris alimentaires et des produits de décomposition qui pourraient y exister, puis

[1] *Odontologie*, décembre 1894.

le canal de la dent est lavé avec des mèches de coton chargées de chloroforme et enroulées sur des sondes lisses. On injecte de l'eau chaude et on recommence jusqu'à désinfection complète.

M. Kirk, de Philadelphie, a proposé comme antiseptique dentaire le *peroxyde de sodium*. Ce composé jouit de la propriété de déterger mécaniquement l'organe, de le stériliser parfaitement et de le blanchir tout en dissolvant les débris organiques et les graisses. M. Kirk neutralise les dents traitées par le peroxyde de sodium, en y introduisant pour un moment un peu de ouate imbibée d'acide chlorhydrique ou sulfurique affaibli, puis après lavage et dessiccation à l'air chaud, il fait une obturation immédiate.

Enfin, tout dernièrement le Dr J.-R. Callahan, de Cincinnati, a préconisé l'emploi de l'*acide sulfurique* pour la préparation des canaux radiculaires.

Cet auteur introduit dans le canal une broche trempée dans une solution aqueuse d'acide sulfurique à 40 ou 50 pour 100. Cette préparation ratatine et durcit la pulpe et permet ainsi de l'extraire facilement. Alors avec une seringue on remplit la cavité d'une solution saturée de bicarbonate de soude, celle-ci, en venant au contact avec l'acide, dégage de l'acide carbonique en telle quantité que son effervescence va emporter tout le tissu désagrégé hors du canal, hors de la dent en laissant un dépôt de bicarbonate de soude sur la dent. On peut enlever ce dépôt avec un peu d'eau stérilisée, de l'alcool ou du peroxyde d'hydrogène qui laissera les canaux blancs et propres.

On voit par ce rapide exposé, que la désinfection des canaux dentaires a donné lieu à beaucoup d'essais théra-

peutiques. Nous avons expérimenté la plupart des composés dont nous avons parlé, et parmi eux, les uns tels que
les composés : sodium potassium, et l'acide sulfurique
sont doués d'une énergie trop grande, et, employés sans
discernement, peuvent amener des désordres graves : les
autres, tels que l'eau chloroformée, l'eau oxygénée, l'aris·
tol, le formol, etc., etc., ne sont pas doués de propriétés
antiseptiques bien supérieures aux composés déjà connus.

Pour ce qui nous concerne, nous nous sommes toujours
servi dans la désinfection des canaux du sublimé à 1 pour
100 ou de l'acide phénique à 6 ou 8 pour 100 et ces deux
antiseptiques combinés avec l'iodoforme nous ont toujours
donné de bons résultats, à condition toutefois, que l'on ne
s'écarte pas du manuel opératoire dont nous avons parlé
au commencement de ce chapitre.

CONCLUSIONS

Dans le traitement des dents à pulpe exposée, le praticien devra toujours avoir en vue trois choses principales :

1° Il doit connaître aussi complètement que possible, le nombre, la forme et la direction des canaux radiculaires ;

2° Le traitement variera suivant que l'exposition de la pulpe aura été produite par cause mécanique ou par cause pathologique ;

3° La douleur doit aussi entrer en ligne de compte dans l'institution du traitement.

Traitements :

I. — La carie dentaire imprime à la pulpe une inflammation telle, qu'il est très difficile pour ne pas dire impossible de la ramener à son état normal.

II. — Les agents analgésiques employés concurremment avec les agents antiseptiques seront recommandés pour calmer l'inflammation de la pulpe, tandis que les agents caustiques devront être laissés de côté.

III. — L'encapage devra être réservé aux expositions de pulpe par cause mécanique.

IV. — Le plâtre, mélangé à une solution antiseptique, et inséré dans une cape métallique, nous paraît présenter le plus grand nombre de qualités requises par la substance d'encapage idéale.

V. — Le traitement mixte peut rendre de grands services surtout dans les dents où l'on peut prévoir que l'accès des canaux sera très difficile.

VI. Le traitement d'Herbst (amputation de la pulpe dans la chambre pulpaire après cautérisation de l'organe) sera employé de préférence à celui de Witzell.

VII. Le traitement radical doit être adopté toutes les fois qu'il sera impossible de pratiquer, soit le traitement conservateur, soit le traitement mixte.

VIII. L'extirpation de la pulpe se fera au moyen des tire-nerfs de Donaldson dans les canaux étroits et au moyen des tire-nerfs d'Yvory dans les canaux larges.

IX. Cette extirpation devra toujours être précédée de la cautérisation de l'organe.

X. L'acide arsénieux et surtout la composition d'arséniure de cobalt et de cocaïne seront employés de préférence aux autres caustiques pour amener la mortification de la pulpe.

XI. L'acide arsénieux n'est dangereux que par sa sortie en dehors de la cavité de la dent et par l'ingestion du pansement arsenical dans l'estomac.

XII. L'extirpation de la pulpe faite, les canaux radiculaires sont destinés à être obturés et doivent être désinfectés d'une manière parfaite.

XIII. Certains composés, comme le formol, l'aristol, l'eau oxygénée, l'eau chloroformée, ne présentent pas d'avantages bien marqués sur les antiseptiques connus.

XIV. Le peroxyde de sodium et l'acide sulfurique sont trop actifs et doivent être réservés aux cas où le traitement usuel aura échoué.

XV. Les antiseptiques forts (sublimé à 1 pour 100, acide phénique à 10 pour 100 en combinaison avec l'iodoforme) seront donc employés pour désinfecter les canaux.

BIBLIOGRAPHIE

Aguilhon de Sarran (Elie), Du traitement définitif de la carie
     dentaire, Paris 1880.

American system of Dentistry, III volumes.

Andrieu (Dr Edmond), Traité de dentisterie opératoire, Paris, 1889.

Archives suisses d'Odontologie.

Coleman (Alfred), Manuel de chirurgie et de pathologie dentaires,
     traduction du Dr Darin, Tours.

Combe (Dr Anthelme), De l'acide arsénieux dans ses applications
     à la thérapeutique de la carie dentaire, th. de Paris
     1879.

Cruet (Dr Ludger), Des caries dentaires compliquées, considérées
     au point de vue du traitement, th. de Paris, 1879.

David (Dr Théophile), De la carie dentaire, Paris, 1885.

Dental Cosmos.

Dupont (Dr Guillaume), De la carie dentaire, th. de Paris, 1838.

Dubois (Paul), Aide mémoire du chirurgien dentiste, Paris, 1889.

Feuilletaine (Dr Etienne), Du traitement de la carie dentaire,
     th. de Paris, 1879.

Frémanger (J.-S.), Recherches et observations sur la créosote,
     Metz, 1835.

Leber (Th.) et Rottenstein (J.-B), Recherches sur la carie dentaire,
Paris, 1878.

Lebert (Dr Gustave), De la carie dentaire, de son traitement pro-
phylactique et curatif, th. de Montpellier, 1869.

Leclercq (Dr Marius), Traitement de la carie dentaire par l'obturation, th. de Strasbourg, 1865.

Magitot (Dr Emile), Traité de la carie dentaire, Paris, 1869. —
Dictionnaire encyclopédique des Sciences médicales,
article : CARIE DES DENTS, Paris, 1879. — Des indications
thérapeutiques dans la carie dentaire. Extrait de la
Gazette hebdomadaire de médecine et de chirurgie,
Paris, 1883.

Maurel (Dr Edouard), De la pulpite aiguë et chronique, th. de
Paris, 1873.

— Traitement de la carie dentaire. Extrait des Archives de
médecine naval, avril 1877.

Odontologie.

Progrès dentaire.

Revue odontologique.

Tomes (Ch.), Traité d'anatomie dentaire humaine et comparée ;
traduit de l'anglais par le Dr Cruet, Paris, 1880.

Tomes (John et Charles), Traité de chirurgie dentaire ; traduction
du Dr Darin, Paris, 1873.

Viau (G.), Formulaire pratique pour les maladies de la bouche et
des dents, Paris, 1805.

Victor (R.) et Prest (A.), Mémoire sur un nouveau moyen de
guérir radicalement la carie dentaire par l'acide phénique dilué et l'obturation immédiate, Paris, 1866.

Weber (Louis), De l'obturation en chirurgie dentaire, avril 1883,
th. de Genève.

Lyon. — Imp. PITRAT AÎNÉ, A. Rey Successeur, 4, rue Gentil. — 11458

9 782014 089059